Angela Eich
Enterale Ernährung

W0177617

Weitere Titel bei Ullstein Medical

Farr/Watkinson
Diabetesschulung und -beratung
Ullstein Mosby, Berlin/Wiesbaden 1996
ISBN 3-86126-581-8

Helmig/Rajsky
Ernährungslehre kompakt
Ullstein Mosby, Berlin/Wiesbaden 1997
ISBN 3-86126-565-6

Siegfried Borker
Essenreichen in der Pflege
Ullstein Mosby, Berlin/Wiesbaden 1995
ISBN 3-86126-551-6

Sibylle Schmitt
Chemotherapie
Grundlagen – Probleme – Interventionen
Ullstein Medical, Wiesbaden 1998
ISBN 3-86126-642-3

Karl Vetter
Krankenernährung
2., überarbeitete Auflage 1991
Ullstein Mosby, Berlin/Wiesbaden 1991
ISBN 3-333-00542-5

Wernig/Sorrentino
Pflegen zu Hause
Ullstein Mosby, Berlin/Wiesbaden 1995
ISBN 3-86126-552-4

Angela Eich

Enterale Ernährung

Sondenernährung in der Pflegepraxis

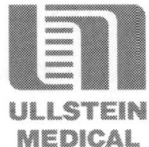

ULLSTEIN
MEDICAL

Angela Eich

Diplom-Oecotrophologin, Wiesbaden

Die Deutsche Bibliothek – CIP Einheitsaufnahme

Eich, Angela:
Enterale Ernährung : Sondenernährung in der
Pflegepraxis / Angela Eich. – Wiesbaden :
Ullstein Medical, 1998
ISBN 3-86126-631-8

© Ullstein Medical Verlagsgesellschaft mbH & Co.,
Wiesbaden 1998

Lektorat: Jürgen Georg, Michael Frowein,
Detlef Kraut
Herstellung: Detlef Mädje
Satz: Mitterweger Werksatz GmbH,
Plankstadt
Druck und buchbinderische Verarbeitung:
Freiburger Graphische Betriebe

ISBN 3-86126-631-8

Vorwort

Das Auftreten von Mangelernährung im Zusammenhang mit schwerer Krankheit war für die Heilkundigen der Antike ebenso augenfällig wie die Verbesserung der Genesung durch eine reichhaltige Nahrungszufuhr. Nicht zuletzt in den hippokratischen Schriften finden sich Rezepturen für derartige Nährlösungen bestehend aus Milch, Honig, Schmalz, Öl, Wein, süßem Bier aber auch Rindergalle, Kupferpulver oder Knochenmark. Doch nicht alle Patienten waren und sind in der Lage, aus eigener Kraft ausreichend Nahrung zu sich zu nehmen. So fehlt es auch nicht an Vorschlägen zur Applikation dieser Diäten. Die verschiedenen Methoden, mit denen über die Jahrhunderte hinweg die Patienten malträtiert wurden, muten dabei eher abenteuerlich an. Vor allem die rektale Ernährung über sogenannte Nährklistiere hatte die größte Bedeutung. Vermutlich war diese Technik – zumindest aus ernährungsphysiologischer Sicht – von wenig Nutzen und eher in der Bedeutung des Klistiers für die Medizin der damaligen Zeit begründet.

Im Laufe der Zeit wurden durchaus auch weniger unphysiologische Versuche mit Magensonden aus Leder und später aus Gummi unternommen, doch insgesamt war diese Ernährungsform mit zu vielen technischen und medizinischen Komplikationen behaftet. Hinzu kam in diesem Jahrhundert die Entwicklung der parenteralen Ernährung, die zunächst den größten Teil der wissenschaftlichen und klinischen Aufmerksamkeit auf sich zog. So konnte sich die enterale Ernährung erst weit in der zweiten Hälfte dieses Jahrhunderts als eine bedeutende Form der klinischen Ernährungstherapie durchsetzen.

Ermöglicht wurde diese Entwicklung nicht zuletzt durch die Herstellung geeigneter und verträglicher Sondenmaterialien, sondengängiger und bedarfsdeckender Nährsubstrate sowie der dazugehörigen anwenderfreundlichen Applikationstechnik. Die zunehmende Anerkennung der enteralen Ernährung beruht vor allem aber auf der Erkenntnis, daß es sich dabei um die physiologischste Form der künstlichen Ernährung handelt, denn die enterale Ernährung nutzt körpereigene Regulations- und Schutzmechanismen aus. In jüngster Zeit rücken verstärkt auch zusätzliche therapeutische Wirkungen der enteralen Ernährung ins Blickfeld.

Der Anteil der enteral ernährten Patienten in der künstlichen Ernährung wird weiter wachsen. Doch die Verbreitung der enteralen Ernährung in allen Bereichen der stationären und ambulanten Pflege erfordert auch in zunehmendem Maße Kenntnisse und Erfahrung im Umgang mit dieser Therapie, ihren Möglichkeiten und Komplikationen. Darüberhinaus wird der Markt der verschiedenen Produkte zur enteralen Ernährung zunehmend unübersichtlich und macht kostenbewußtes Handeln unumgänglich.

Dieses Buch bietet eine Orientierungshilfe für die Entscheidung bei der Auswahl der jeweils geeigneten Produkte. Vor allem aber versucht es, den aktuellen Wissenstand in der Pflege enteral ernährter Patienten widerzuspiegeln und damit eine wertvolle Hilfe im pflegerischen Alltag und in der Praxis der enteralen Ernährung zu sein.

Wiesbaden, im Dezember 1997   *Angela Eich, Dipl.-Oecotrophologin*

Inhaltsverzeichnis

1 Mangelernährung und ihre Bedeutung im klinischen Alltag

1.1 Mangelernährung

Die Möglichkeiten zur Heilung von Krankheiten sind heute größer als je zuvor. Eine Vielzahl von komplizierten diagnostischen und therapeutischen Verfahren erweitert den Handlungsbereich der modernen Medizin in nie gekannter Weise. Doch zum Erfolg dieser Verfahren gehört auch die Beachtung von ganz grundsätzlichen Notwendigkeiten für die Genesung und das Wohlbefinden eines Menschen. Eine solche grundsätzliche Vorraussetzung ist die einfache Erkenntnis, daß Nahrung für die Erhaltung, Gesundheit oder Wiederherstellung der Gesundheit eines Menschen eine der wichtigsten Bedingungen ist. Diese Aussage mag auf den ersten Blick banal und in unserem Land überflüssig erscheinen; denn Nahrungsmangel kommt in westlichen Industrienationen fast nicht mehr vor. Im Zusammenhang mit krankheitsbedingter Mangelernährung und ihren möglichen Folgeerscheinungen gewinnt jedoch die Verknüpfung von Ernährung und Gesundheit neue Bedeutung.

Ernährung hat für den gesunden Organismus die physiologische Aufgabe, das Leben und alle Körperfunktionen zu erhalten. In bestimmten Situationen treten zusätzliche Ernährungserfordernisse auf, wie z.B. während des Wachstums oder in der Schwangerschaft und Stillzeit. Der Mensch hat dann einen erhöhten Nährstoffbedarf, den er unter normalen Bedingungen (Gesundheit, ausreichendes Nahrungsangebot) durch eine vermehrte Nahrungsaufnahme deckt.

Erhöhte Mengen an Nährstoffen müssen dem Körper auch dann zugeführt werden, wenn er durch Krankheit einen höheren Bedarf hat oder Nährstoffverluste auftreten. Gleichzeitig kann jedoch oft krankheitsbedingt die

Nahrungsaufnahme nicht gesteigert werden oder ist sogar unmöglich (z. B. bei Bewußtlosigkeit). In einer solchen Situation entsteht eine Lücke in der Bilanz zwischen (erhöhtem) Bedarf und Zufuhr. Möglicherweise ist der Organismus dann eine zeitlang in der Lage, diese Lücke durch körpereigene Reserven zu kompensieren. Sind die Reserven jedoch ausgeschöpft und erfolgt weiterhin keine ausreichende Aufnahme von lebensnotwendigen Nährstoffen, entsteht eine Mangelernährung.

In erster Linie wird mit dem Begriff Mangelernährung häufig Unterernährung bzw. Untergewicht verbunden. Die wissenschaftlich eng gefaßte Definition unterscheidet zwischen:

- Marasmus (Energiemangel),
- Kwashiorkor (Proteinmangel)
- und der Mischform der beiden Formen (PEM, Protein-Energie-Mangelernährung) (7)

Man könnte dies auch als *quantitative* Mangelernährung bezeichnen. Doch selten tritt ein isolierter Mangel an Protein und/oder Energie auf, ohne daß auch andere Defizite entstanden sind. Eine solche *qualitative* Mangelernährung, bei der sich der Mangel auf andere Nährstoffe (Vitamine, Spurenelemente, Mineralstoffe) bezieht, ist klinisch weniger offensichtlich. Die weiter gefaßte Definition von Mangelernährung bezieht daher das Vorkommen eines oder mehrerer subnormaler Ernährungsparameter ein (1). Dies muß nicht allein ein Energiemangel sein, sondern kann auch ein Defizit an essentiellen Fettsäuren, Vitaminen, Mineralstoffen oder Spurenelementen sein. Besonders bedrohlich ist auf jeden Fall ein Eiweißmangel, denn zur Deckung des Proteinbedarfs wird körpereigenes Eiweiß abgebaut – der Körper „verzehrt" sich sozusagen selbst.

Nach jüngsten Untersuchungen sind in den Krankenhäusern bis zu 50 % der Patienten mangelernährt (8;15;25). Mangelernährung tritt häufig als Begleiterscheinung akuter schwerer Erkrankungen auf, kann aber ebenso über lange Zeit hinweg durch chronische Krankheiten und Gebrechen entstanden sein. So weist bereits bei Aufnahme ins Krankenhaus ein großer Teil der Patienten Ernährungsdefizite auf (23). In jedem Fall beeinträchtigt ein schlechter Ernährungszustand die Prognose und die Lebensqualität eines Patienten und kann deshalb in seiner klinischen Bedeutung gar nicht hoch genug eingeschätzt werden.

1.2   Ursachen

Eine Kluft zwischen Nährstoffaufnahme und Nährstoffbedarf kann auf verschiedene Weise entstehen. Die Ursache einer Mangelernährung kann zunächst in einer unzureichenden Nährstoffaufnahme zu finden sein. Bei gleichbleibender Zufuhr von Nährstoffen entsteht eine Mangelernährung aber auch dann, wenn erhöhte Verluste hinzukommen und somit die aufgenommenen Nährstoffe dem Körper wieder verlorengehen. Die dritte Möglichkeit ist eine Störung der Nährstoffverwertung, wenn durch konsumierende Erkrankungen oder Traumata bedingt vermehrt katabole Prozesse im Organismus ablaufen.

1.2.1   Unzureichende Nährstoffaufnahme

Eine ganze Reihe von Erkrankungen sind mit mangelnder Nahrungszufuhr verbunden. Allgemeine Inappetenz, Schmerz, Obstruktionen im Gastrointestinaltrakt (z. B. Ösophagusstenosen), Bewußtlosigkeit, neurologische Schluckstörungen oder psychiatrische Syndrome (Anorexia nervosa, Altersdemenz etc.) führen in der Regel zu einer unzureichenden Nährstoffaufnahme (13;26).

Chronisch Kranke essen oft über lange Zeit nur geringe Nahrungsmengen. Die psychisch belastende Situation des ständigen Krankseins mag ein Grund hierfür sein, ebenso Veränderungen des Geschmacksempfindens und allgemeine Appetitlosigkeit. Insbesondere Tumorpatienten sind von veränderten Geschmackswahrnehmungen betroffen. Ekel und Aversionen gegen bestimmte Lebensmittel (z. B. Fleisch) sind die Folge. Übelkeit und Erbrechen als Nebenwirkungen von Medikamenten oder anderen Therapien (Strahlen- oder Chemotherapie) kommen als therapiebedingte Anorexie noch hinzu. Chronische Krankheit beinhaltet zumeist auch fortdauernden Medikamentengebrauch, was seinerseits wiederum auf den Appetit und die Nährstoffverwertung negative Auswirkungen haben kann.

Geriatrische Patienten stellen eine besonders große Gruppe mit hohem Malnutritionsrisiko dar. Die Inzidenz der Mangelernährung wird für alte Patienten in Krankenhäusern und Pflegeheimen auf bis zu 60 % geschätzt (26). Bei alten Menschen kann die soziale und/oder ökonomische Situation eine zusätzliche Rolle für ihren Ernährungszustand spielen. Körperliche Gebrechen, Armut, Isolation und Zahnprobleme tragen dazu bei, daß sich alte Menschen nicht ausreichend mit hochwertigen Lebensmitteln versorgen, sie nicht zubereiten oder nicht kauen können. Kommt in dieser Situation dann noch eine Erkrankung hinzu, sind die Ausgangsbedingungen für die Genesung alles andere als positiv.

Ein Krankenhausaufenthalt selbst kann ebenfalls zu einer Unterversorgung mit Nährstoffen beitragen (8). Zum Teil wird über eine Verschlechterung des Ernährungszustandes in den ersten zwei Wochen nach Krankenhausaufnahme bei 75 % der Patienten berichtet (15; 30). Eine mangelnde diätetische Betreuung und fehlende Berücksichtigung von Vorlieben sowie die oft zweifelhafte Qualität des Krankenhausessens prägen die Ernährungssituation für Krankenhauspatienten. Hinzu kommt die emotional belastende Situation, und Nahrungskarenz für diagnostische oder therapeutische Zwecke verstärken eine Unterversorgung mit Nährstoffen.

1.2.2   Erhöhte Nährstoffverluste

Gastrointestinale Dysfunktion und Malabsorption können zu hohen Nährstoffverlusten über den Magen-Darm-Trakt führen. Die zugeführte Nahrung kann vom Patienten weder ausreichend verdaut, noch genügend resorbiert werden, so daß dem Körper die Nährstoffe letztlich nicht zur Verfügung stehen. Zu diesen Erkrankungen gehören unter anderem Pankreasinsuffizienz, Mukoviszidose, glutensensitive Enteropathie (Zöliakie) und chronisch entzündliche Darmerkrankungen.

Auch unstillbares Erbrechen, starker Durchfall oder exsudative Enteropathie sind mit großen Nährstoffverlusten verbunden. Verbrennungen, Dialyse, Drainagen sind ebenfalls Situationen, bei denen berücksichtigt werden muß, daß eine größere Menge von Nährstoffen verlorengehen kann.

1.2.3   Stoffwechselveränderungen

Schwere Ereignisse (Traumata, Verbrennungen) oder große operative Eingriffe bewirken eine tiefgreifende Veränderung des Stoffwechselgeschehens im Körper. Das sogenannte Postaggressionssyndrom ist gekennzeichnet durch metabolische Veränderungen, die zunächst ernährungsmäßig nicht beeinflußt werden können. Die Freisetzung von Streßhormonen in dieser Situation verursacht unter anderem den verstärkten Abbau von körpereigenem Eiweiß, so daß hohe Proteinverluste während der posttraumatischen Phase entstehen. Ein hoher Nährstoff- insbesondere Proteinbedarf besteht, wenn die körpereigenen Reserven wieder hergestellt werden müssen.

Auch konsumierende Erkrankungen wie z.B. Tumore, Mucoviszidose oder AIDS erhöhen den Nährstoffbedarf des Organismus und erfordern eine entsprechend „hochdosierte" Ernährung.

1.3 Komplikationen

Das Fehlen von Nährstoffen hat weitreichende Auswirkungen auf die Funktionsfähigkeit und Heilungsprozesse des Körpers. Die Aussichten auf eine komplikationslose Heilung verschlechtern sich in der Regel mit der Schwere der Mangelernährung. Patienten mit einem schlechten Ernährungszustand tragen ein erhöhtes Risiko für Wundheilungsstörungen und infektiöse Komplikationen. Dies ist damit zu erklären, daß eine ausreichende Nährstoffzufuhr zum einen notwendig ist für eine funktionsfähige Infektabwehr und zum anderen für die Regenerationsfähigkeit traumatisierter Gewebe. Eine Unterversorgung mit Nährstoffen reduziert die Aktivität des Immunsystems, insbesondere der zellulären Immunantwort. Eine erhöhte Infektgefährdung und Anfälligkeit für opportunistische Infektionen ist die Folge. Komplikationen durch respiratorische oder Harnwegsinfekte stehen bei mangelernährten Patienten an erster Stelle (21).

Nährstoffe werden bei der Heilung zum Wiederaufbau von verletztem Gewebe benötigt (9;14;16). So beeinträchtigt der Mangel an Protein und Zink die Wundheilung und unter Eiweißmangel kommt es vermehrt zu Narbendehiszenz und -ruptur. Ebenfalls gestört ist die Kallusbildung nach Knochenbrüchen. Lange Bettlägerigkeit in Verbindung mit Mangelernährung begünstigt die Entstehung von Dekubitalgeschwüren (5).

All diese Komplikationen, die durch Mangelernährung entstehen können, erhöhen die Morbidität und die Mortalität der betroffenen Patienten. In einer Studie von Reilly et al. wiesen Patienten mit Mangelernährung eine 2,6–3,4fach erhöhte Morbidität auf. Diese Patienten hatten außerdem ein 3,8fach erhöhtes Risiko zu sterben (Mortalität) (23). Diese dramatischen Auswirkungen von Ernährungsdefiziten wirken sich auf die Lebensqualität der Patienten aus, aber auch auf die Länge des Krankenhausaufenthalts, der Behandlungsdauer und damit auf die Höhe der entstehenden Kosten. Shaw-Stiffel et al. fanden eine durchschnittlichen Krankenhausverweildauer von 23,9 Tagen bei mangelernährten Patienten gegenüber 16,5 Tagen bei Nicht-Mangelernährten (27). Andere Studien bestätigen diese Tendenz (3;6;20; 26). Einen Anstieg der Behandlungskosten brachten Reilly et al. in einem direkten Zusammenhang mit der Mangelernährung. Allein eine bestehende Mangelernährung führte bereits zu erhöhten Kosten. Eine Mangelernährung mit zusätzlichen Komplikationen erhöhte die Kosten noch weit darüber hinaus (23).

I.4   Bedeutung von ernährungs-
therapeutischen Maßnahmen

So wie die Folgen einer drohenden oder bereits bestehenden Mangelernährung oft unterschätzt werden, wird auch häufig die Bedeutung einer rechtzeitigen und ausreichenden Ernährungstherapie verkannt. Eine adäquate Zufuhr aller lebensnotwendiger Nährstoffe ist untrennbar mit Gesundheit und Genesung verbunden. Somit sollte diese Zufuhr gerade in kritischen Situationen, wenn der Patient selbst nicht dazu in der Lage ist, durch ernährungstherapeutische Maßnahmen (oral/enteral/parenteral) aufrechterhalten werden.

Der Zusammenhang von Morbidität und Mortalität mit einem schlechten Ernährungszustand ist unbestritten. Schwieriger ist dagegen der Nachweis, welche Bedeutung einer therapeutischen Verbesserung des Ernährungszustands in diesem Zusammenhang zukommt. Die Anlage einer kontrollierten Studie zu dieser Frage ist unter anderem auch ethisch problematisch, da ein Teil der bereits schlecht ernährten Patienten als Kontrollgruppe keine Ernährungstherapie erhalten dürfte. In der Literaturverzeichnis finden sich daher überwiegend Analysen von Einzelproblemen, die mit dem Ernährungszustand in Zusammenhang stehen. Die Ergebnisse vieler Studien machen deutlich, welcher Nutzen aus einer gezielten Ernährungstherapie für die Funktionsfähigkeit des Immunsystems, die Verbesserung des Proteinstoffwechsels, der Wundheilung und der Leistungsfähigkeit der Respirationsfunktion gezogen werden kann. Die positiven Auswirkungen einer Ernährungstherapie sind als logische Konsequenz eine Senkung von Morbidität und Mortalität.

Beispielhaft sei hier die Studie von Delmi et al. genannt, die an 59 geriatrischen Patienten mit Oberschenkelhalsbruch allein durch tägliche Gabe eines Proteinsupplements die Rate der Komplikationen und Todesfälle von 84 % auf 44 % senken konnten. Die mittlere Dauer des Krankenhausaufenthaltes war in der supplementierten Gruppe auf 24 Tage verkürzt gegenüber 40 Tagen in der nicht-supplementierten Gruppe (6). Die Auswirkung einer rechtzeitigen Ernährungstherapie auf Komplikationsrisiko und Krankenhausverweildauer konnten in anderen Studien ebenfalls deutlich gezeigt werden (4;10;11;20).

Literaturverzeichnis

1. Adil, A.; Abbasi, M.D.; Rudman, D.: Undernutrition in the nursing home: prevalence, consequences, causes and prevention. Nutr. Rev. 1994; 52: 113–120.
2. Albina, J.E.: Nutrition and Wound Healing. JPEN 1994; 18: 367–376.
3. Bernstein, L.H.: Relationship of Nutrition Status Indicators and Length of Hospital Stay (Abstr.). Nutrition 1994; 10: 358.
4. Cederholm, T.E.; Hellström, K.H.: Reversibility of protein-energy malnutrition in a group of chronically-ill elderly outpatients. Clin. Nutr. 1995; 14: 81–87.
5. Davalos, A.; Ricart, W.; Gonzalez-Huix, F.; Soler, S.; Marrugat, J.; Molins, A.; Suner, R.; Genis, D.: Effect of Malnutrition after acute Stroke on Clinical Outcome. Amer. Heart Assoc. 1996; 27: 1028–1032.
6. Delmi, M.; Rapin, C.-H.; Bengoa, J.-M.; Delmas, P.D.; Vasey, H.; Bonjour, J.-P.: Dietary supplementation in elderly patients with fractured neck of the femur. Lancet 1990; 335: 1013–16.
7. Elmadfa, E.; Leitzmann, C.: Ernährung des Menschen. Stuttgart 1988.
8. Giner, M.; Laviano, A.; Meguid, M.M.; Gleason, J.R.: In 1995 a Correlation between Malnutrition and Poor Outcome in Critically Ill Patients Still Exists. Nutrition 1996; 12: 23–29.
9. Haydock, D.A. et al.: Impaired wound healing in surgical patients with varying degrees of malnutrition. JPEN 1986; 10: 550–554.
10. Johnson, L.E.; Dooley, P.A.; Gleick, J.B.; Oral Nutritional Supplement Use in Elderly Nursing Home Patients. JAGS 1993; 41: 947–952.
11. Larsson, J.; Unosson, M.; Ek, A.-C.; Nilsson, L.; Thorslund, S.; Bjurulf, P.: Effect of Dietary Supplement on Nutritional Status and Clinical Outcome in 501 Geriatric Patients – a Randomised Study. Clin. Nutr. 1990; 9: 179–184.
12. Lehmann, A.B.: Undernutrition in Elderly People. Age and Ageing 1989; 18: 339–353.
13. Lipschitz, D.A.: Protein-Energy Malnutrition. Hosp.Pract. 1988; 87–99.
14. Mazotta, M.Y.: Nutrition and Wound Healing. Journ. Amer. Pädiatric Med. Assoc. 1994; 84: 456–462.
15. Mc Whirter, J.P.; Pennington, C.R.: Incidence and recognition of malnutrition in hospital. BMJ 1994, 308: 945–948.
16. Meyer, N.A.; Muller,M.J.; Herndon, D.N.: Nutrient Support of the Healing Wound. New Horizons 1994; 2: 202–214.
17. Mirtallo, J.M. et al.: Cost-effective nutrition support. Nutr. Clin. Pract. 1987; 2: 142–151.
18. Mullen, J.L. et al.: Reduction of operative morbidity and mortality by combined preoperative and postoperative nutritional support. Ann. Surg. 1980; 192: 604–613.
19. Mullen, J.L.: Consequences of Malnutrition in the Surgical Patient. Surg. Clinics of North Amer. 1981; 61: 465–484.
20. Nyswonger, G.D.; Helmchen, R.H.: Early enteral nutrition and length of stay in stroke patients. J. Neuroscience nursing 1992, 24 (4): 220–223.
21. Ollenschläger, G.: Der mangelernährte Patient: Klinische Relevanz und Behandlungsmöglichkeiten. Beitr. Infusionsther. 1989; 25: 132–141.
22. Osak, M.: Nutrition and Wound Healing. Plastic Surg. Nursing 1993; 13: 29–36.
23. Reilly, J.J. et al.: Economic impact of malnutrition: a model system for hospitalized patients. JPEN 1988; 12: 371–376.
24. Reinhold, U.: Malnutrition und Immunsystem. VitaMinSpur 1988; 3: 7–13.
25. Roubenoff, R.; Roubenoff, R.A.; Petro, J.; Balke, W.: Malnutrition among hospitalized patients: A problem of physician awareness. Arch. Intern. Med. 1987,147: 1462–1465.

26. Seiler, W.O.; Stähelin, H.B.: Besondere Aspekte der Malnutrition in der Geriatrie. Schweiz. Med. Wochenschr. 1995; 125: 149–158.
27. Shaw-Stiffel, T.A.; Zarny, L.A.; Pleban, W.E.; Rosman, D.D.; Rudolph, R.A.; Bernstein, L.H.: Effect of nutrition status and other factors on length of hospital stay after major gastrointestinal surgery. Nutrition 1993, 9: 140–145.
28. Tomaiolo, P.P.; Enman, S.; Kraus, V.: Preventing and Treating Malnutrition in the Elderly. JPEN 1981; 5: 46–48.
29. Twomey, P.L.: Cost-effectiveness of nutritional support. JPEN 1985; 9: 3–10.
30. Weinsier, R.L.; Hunker, E.M.; Krumdieck, C.L.; Butterworth, C.E.: A prospective evaluation of general medical patients during the course of hospitalization. Am. J. Clin. Nutr. 1979; 32: 418–426.

2 Messung des Ernährungszustands

2.1 Ziele des Assessments

Die Inzidenz der Mangelernährung ist unter hospitalisierten Patienten nach wie vor alarmierend hoch und hat weitreichende medizinische und ökonomische Konsequenzen. Hinzu kommt eine Unterschätzung der Mangelernährung in ihren Auswirkungen, so daß dieses Phänomen häufig nicht in die Diagnosestellung einbezogen wird (8).

Eine routinemäßige Erfassung und Kontrolle des Ernährungszustands muß daher unbedingt gefordert werden (3). Das sogenannte Ernährungsassessment dient an erster Stelle der Identifikation von Patienten mit bereits bestehender Mangelernährung oder erhöhtem Risiko für Nährstoffdefizite. Die Ursache für die Mangelernährung und ihre Schwere werden dabei individuell erfaßt. Im Hinblick auf ernährungstherapeutische Maßnahmen – insbesondere enterale Ernährung – hat die Messung des Ernährungszustands außerdem folgende Zielsetzungen:

- Kontrolle und Bestandsaufnahme des bisherigen Versorgungszustands
- Indikationsstellung einer angemessenen Ernährungstherapie bei mangelernährten Patienten
- Monitoring im Verlauf der Ernährungstherapie (Erfolgskontrolle) (12;15)

Sowohl Unter- als auch Übergewicht wirken sich negativ auf den Krankheitsverlauf aus. Eine Mangelernährung gilt jedoch als ausgeprägter Risikofaktor für Morbidität und Mortalität und damit für eine erhöhte Krankenhausverweildauer und höhere Kosten (4). Adäquate Ernährungstherapie führt zu schnellerer Genesung, kürzerem Krankenhausaufenthalt, spart Therapiekosten und verbessert die Lebensqualität der Patienten. Der effiziente und kostenbewußte Einsatz der enteralen Ernährung zum richtigen Zeitpunkt kann nur gewährleistet werden durch eine sorgfältige Erfassung und Beobachtung des Ernährungsstatus.

2.2   Techniken des Assessments

Für die Messung des Ernährungsstatus steht eine Reihe von Methoden zur Verfügung. Die unterschiedlichen Techniken können nach ihrer Komplexität und ihren Kosten in drei verschiedene Kategorien eingeteilt werden (7). Primäre Parameter zur Erfassung des Ernährungszustands beinhalten das jetzige und frühere Gewicht, den Body-Mass-Index, Ernährungsgewohnheiten (Ernährungsanamnese und -protokoll), Krankheitsgeschichte, klinische Untersuchung und routinemäßige Laborparameter. Auch anthropometrische Messungen wie Hautfaltendickemessung (Triceps, Subscapular) zur Abschätzung des Körperfetts sowie die Oberarmanthropometrie zur Erfassung der Muskelmasse zählen zu den leicht anwendbaren und kostengünstigen Methoden bei der Erfassung des Ernährungszustands. Ihre Aussagekraft beschränkt sich allerdings auf die Anwendung bei mehrmonatigen Verlaufskontrollen oder bei der Ermittlung des Ernährungsstatus ganzer Bevölkerungsgruppen. Bei allen genannten Parametern werden relativ späte Indikatoren einer Mangelernährung erfaßt, die auf eine langfristige Unterversorgung hinweisen. Diese Methoden eignen sich daher zur Identifikation von Patienten mit bereits mehr oder weniger offensichtlichen Mangelerscheinungen, nicht jedoch für kritisch Kranke, die durch akute Ereignisse von einer Mangelernährung bedroht sind. Für diese Patientengruppe finden sogenannte sekundäre Parameter Anwendung, die sensitiver auf Veränderungen des Ernährungsstatus reagieren. Dazu zählen die Messung der Serumproteine, die Stickstoffbilanz, Kreatininindex, Hauttests (DCH= Delayed Cutaneous Hypersensitivity) zur Beurteilung der Immunfunktion. Bioimpedanzanalyse, indirekte Kalorimetrie sind ebenfalls komplexe und vergleichsweise teure Methoden, die in der Routine nicht immer angewandt werden können. Tertiäre Verfahren sind in ihrer Durchführung extrem teuer, aufwendig und nicht routinemäßig durchführbar. Methoden zur Erfassung des Ernährungsstatus wie Analyse durch Neutronenaktivierung, Computertomographie, Ganzkörperszintigraphie mit Isotopen, Magnetresonanz, Ganzkörperkaliumbestimmung und andere spezielle Bestimmungen bleiben in der Regel der Forschung vorbehalten und finden wenig Eingang in den klinischen Alltag (7). Auf sie soll daher auch nicht näher eingegangen werden.

Die meisten der genannten Methoden zur Ermittlung des Ernährungszustands werden im folgenden in ihrer Durchführung und Anwendbarkeit beschrieben. In der Regel gibt jedoch keines dieser Instrumente allein ausreichend Aufschluß über den Zustand eines Patienten. Erst die Kombination geeigneter Methoden kann ein umfassendes Bild vom tatsächlichen Ernährungsstatus vermitteln.

2.2.1 Ernährungsanamnese

Die Ernährungsanamnese eignet sich dazu, sich ein Bild von der bisherigen Versorgung mit Nährstoffen zu machen und eventuelle Schwachstellen bei der Zufuhr von essentiellen Bestandteilen herauszufinden. Solche Schwachstellen können auch einen qualitativen Mangel an einzelnen Vitaminen, Spurenelementen, Mineralstoffen oder Eiweiß vermuten lassen, ohne daß weitere klinische Symptome vorliegen. Die Ernährungsanamnese liefert somit Hinweise auf die eventuell notwendig werdende Erfassung von spezielleren Ernährungsparametern. Sie gehört an den Anfang einer Bestandsaufnahme des Ernährungsstatus und kann auf einfache Weise routinemäßig durchgeführt werden. Geeignet ist diese Methode für fast alle stationär oder ambulant versorgten Patienten (mit Ausnahme von Intensiv- und Notfallpatienten), besonders aber für alle Patientengruppen, die ein hohes Risiko für eine langfristige oder schleichende Unterversorgung mit Nährstoffen haben. Dies trifft in besonderem Maße auf chronisch Kranke oder geriatrische Patienten zu.

Eine ganze Reihe von Fragen gibt bereits Anhaltspunkte für eine mögliche kritische Versorgung eines Patienten mit bestimmten Nährstoffen (11). Zunächst sollte bei der Anamnese nach einer ungewollten Gewichtsabnahme und auch nach dem Zeitraum dieser Entwicklung gefragt werden. Der unfreiwillige Verlust von mehr als 5 % des üblichen Gewichts innerhalb von drei Monaten ist bereits ein Hinweis auf Mangelernährung (11). (Bei einem siebzig Kilogramm schweren Mann ist eine krankheitsbedingte Gewichtsabnahme von 3,5 kg, in weniger als drei Monaten, ein Risikomerkmal.)

Magen-Darm-Symptome, die auf Erkrankungen des oberen Gastrointestinaltrakts und damit auf eine schlechte Nährstoffaufnahme hinweisen, verdienen ebenso wie Zahn- und Gebißprobleme, insbesondere auch bei älteren Menschen, Beachtung. Appetitmangel, chronische Erkrankungen, Medikamente beeinflussen die Nahrungsaufnahme. Genußmittel wie Alkohol und Nikotin behindern den Stoffwechsel und die Nährstoffversorgung. Die Frage nach den Ernährungsgewohnheiten schließt mögliche Aversionen oder Präferenzen von Lebensmitteln ein und sollte entsprechend konkret gestellt werden. Also: bevorzugt der Patient z.B. Milch und Milchprodukte, Obst,

Gemüse, Vollkornprodukte oder lehnt er etwas davon ab? Bestehen Allergien oder Nahrungsmittelintoleranzen? Wieviel nimmt er bei jeder Mahlzeit in etwa auf? Läßt er z. B. bei Essensversorgung in Einrichtungen oder im Krankenhaus einen Teil der Mahlzeit zurückgehen? Wenn ja, welchen Teil der Mahlzeit? Die Hälfte, ein Drittel oder mehr? Den Fleischanteil oder andere bestimmte Lebensmittel? Wie gut sind die körperlichen Fähigkeiten zur Beschaffung (Einkauf) und Zubereitung von Nahrungsmitteln? Werden Nährstoffsupplemente eingenommen (Vitamin-, Mineralstoffpräparate etc.)?

Im Idealfall zeigt ein Ernährungsprotokoll, das über mindestens drei Tage mit genauen Mengenangaben geführt wurde, die genaue Energie- und Nährstoffaufnahme. Diese Möglichkeit ist leider in der Praxis nur selten gegeben und erfordert die Auswertung durch eine Ernährungsfachkraft. In diesem Fall kann eine genaue Gegenüberstellung von Ist- und Soll-Zufuhr durchgeführt und ein Fehlen von Nährstoffen in der üblichen Versorgung klar definiert werden. Schließlich sollte bei manchen Patientengruppen daran gedacht werden, nach dem Mobilitätsgrad zu fragen, denn hier liegen oft Probleme bei der Beschaffung, Zubereitung und Einnahme von Lebensmitteln.

2.2.2   Anthropometrische Parameter

Die Anthropometrie ist sozusagen die „Vermessung" des Körpers nach äußerlichen Merkmalen. Dieses Instrument sollte ebenfalls routinemäßig angewendet werden, denn es gehört zu den einfachsten und praktikabelsten Methoden bei der Erfassung des Ernährungszustands. Anthropometrische Parameter liefern schnell Hinweise auf einen Mangel, sind allerdings sehr unspezifisch. Sie zeigen zunächst nur ein generelles Energie- und/oder Eiweißdefizit an (7).

Die Erfassung des Körpergewichts unter standardisierten Bedingungen ist die wichtigste anthropometrische Größe. Auf die gleiche Tageszeit, leichte Kleidung und einen vergleichbaren Hydratationszustand ist zu achten. Das Gewicht allein liefert jedoch keine aussagekräftigen Werte, wenn es nicht im Zusammenhang mit der Körpergröße beurteilt wird. Die Messung der Körpergröße ist daher ebenso wichtig bzw. ersatzweise die ungefähre Angabe des Patienten über seine Körpergröße. Einer neueren Studie aus Großbritannien (8) zufolge wurden zwar zwei Drittel der aufgenommenen Patienten vom Krankenpflegepersonal gewogen, aber nur bei 11 % wurde die Körpergröße bestimmt und nur bei 80 % der gewogenen/gemessenen Patienten wurden die erfaßten Daten in der Krankenakte vermerkt. Lediglich auf 17 % der Stationen stand überhaupt eine Meßeinrichtung für die Körpergröße zur Verfügung. Diese Zahlen zeigen einen bedauernswerten Mangel an Aufmerksamkeit für diese einfachen Kontrollmethoden, die nicht zuletzt auch Aufschluß über einen Langzeiterfolg der Therapie geben können.

Die geeignete Maßzahl zur Beurteilung des Verhältnisses von Gewicht zu Größe ist der Body-Mass-Index (BMI). Er wird berechnet, indem das Körpergewicht [kg] durch das Quadrat der Körpergröße [m] dividiert wird.

$$BMI = kg/m^2$$

Aus dieser Formel ergibt sich für jeden Patienten eine Zahl, die eine Beurteilung des relativen, körperhöhenbereinigten Gewichts erlaubt. Ein BMI von weniger als 20 zeigt eine mögliche Mangelernährung an. Liegt der BMI unter 18, ist eine Mangelernährung wahrscheinlich (7;14). Zur Erleichterung in der Praxis kann zur Ermittlung des BMI auch ein Nomogramm verwendet werden, das den BMI-Wert durch gerades Verbinden der Punkte auf der Körpergewichts- und Körpergrößenskala anzeigt. Tabellen stehen ebenfalls für das Ablesen des BMI nach Gewicht und Größe zur Verfügung.

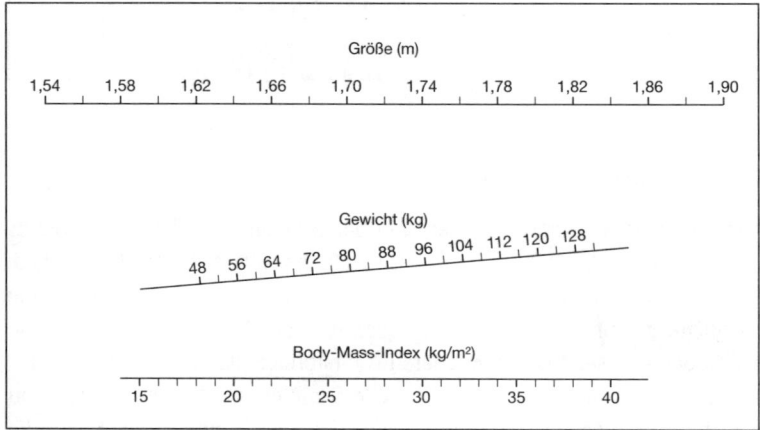

Abb. 2-1
Nomogramm zur Ermittlung des Body-Mass-Index

Tab. 2-1 Gewichtsbeurteilung mit Hilfe des Body-Mass-Index

Bezeichnung	Body-Mass-Index (kg/m²)
extremes Untergewicht	<17,5
Untergewicht	17,5–20
Normalgewicht	20,0–25
Übergewicht	25,0–30
starkes Übergewicht	>30

Als weitere Parameter können noch die Trizepshautfaltendicke und der Umfang des mittleren Oberarms (Mitte-Oberarm-Zirkumferenz) herangezogen werden. Beide Messungen unterliegen Meßungenauigkeiten und starken individuellen Schwankungen. Sie dienen deshalb nur zur Beobachtung eines langfristigen Verlaufs und sind als initiale diagnostische Parameter ungeeignet (14;16). Die Dicke der Trizepshautfalte ist abhängig von der Menge des subkutanen Fettgewebes und gibt deshalb einen Anhaltspunkt für die Körperfettmasse (= Energiereserve) des Patienten. Die Mitte-Oberarm-Zirkumferenz korreliert weniger mit der Fett- als vielmehr mit der darunterliegenden Muskelmasse und gibt somit Aufschluß über die Muskelproteinmasse des Körpers (= Proteinreserve), die auch als „lean body mass" bezeichnet wird.

Tab. 2-2 Anthropometrische Daten als Maß für den Ernährungszustand (13)

Grad der Mangelernährung	Trizepshautfalte (mm)		Mitte-Oberarm-Zirkumferenz (cm)	
	Männer	Frauen	Männer	Frauen
mild	9,5–7	8,5–14	26–25	20–19
mässig	3,5–5,5	4,5–7,0	21–19	17–14
schwer	<3	<4,5	<17	<13

2.2.3 Laborparameter

Die Vorteile von Laborparametern bei der Erfassung des Ernährungsstatus liegen in ihrer Objektivität und Sensitivität. Im Vergleich mit diätetischen, anthropometrischen oder klinischen Methoden bieten Laborparameter die Möglichkeit zur Ermittlung von quantitativen Daten. Laborchemische Methoden erfassen und identifizieren Nährstoffdefizite lang bevor anthropometrische Veränderungen oder klinische Symptome auftreten (7). Sie sind geeignet zur genauen Überprüfung von *einzelnen* Stoffwechselgrößen, die sich ernährungsabhängig verhalten. Rückschlüsse auf die Versorgung mit einzelnen Nährstoffen bzw. eine gezielte Überprüfung von vermuteten Defiziten sind möglich (7).

Biochemische Methoden bringen allerdings auch bestimmte Unsicherheiten mit sich, weswegen ihre Resultate letztlich nur vor dem Hintergrund der anderen genannten Methoden interpretiert werden sollten. Als Nachteil muß die Beeinflussung der Testergebnisse von laborchemischen Tests durch *nicht-nutritive* Faktoren angesehen werden. Resultate können verschleiert werden durch pathologische Bedingungen, bestimmte Medikamente oder technische Probleme/Ungenauigkeiten (z.B. beim Sammeln von 24-Stunden-Urin).

Keine der Laborbestimmungen ist daher allein geeignet für die initiale Erfassung des Ernährungsstatus oder für ein ausreichendes Monitoring der Nährstoffversorgung (7).

Serumeiweißbestimmungen

Die Synthese von Serumproteinen ist vom Proteinstoffwechsel abhängig, so daß eine Eiweißunterversorgung sich bei einigen dieser Proteine sehr deutlich nachweisen läßt. Serumproteine sind relativ kurzlebig und eignen sich daher als empfindliche Parameter für den Protein- bzw. Aminosäurenstoffwechsel. Je nach Halbwertszeit des bestimmten Proteins zeigen diese Parameter einen kurz-, mittel- oder langfristigen Ernährungsmangel zuverlässig an (16).

Bei Routineblutuntersuchungen wird häufig bereits ein Teil der Serumproteine bestimmt, so daß dies keinen Mehraufwand für die Ernährungsdiagnostik bedeutet. Bei der Interpretation der Werte müssen zusätzlich bestehende Erkrankungen in Betracht gezogen werden. Außer durch die Ernährung wird die Konzentration der Serumproteine auch durch den Hydrationszustand, die hepatische Funktion oder abnorm hohe Verluste über den Gastrointestinaltrakt und die Niere beeinflußt. So können zusätzliche Diagnosen wie z.B. Infektionen, Leberkrankheiten u.ä. eine ernährungsabhängige Störung der Serumproteine verschleiern (7).

Albumin

Der Albuminwert im Blut gilt als wichtiger Ernährungsparameter. Albumin macht mit etwa 60 % den größten Teil der Serumproteine aus. Es gehört zu den langlebigen Parametern mit einer Halbwertszeit von 14–21 Tagen. Somit reagiert es zwar sehr empfindlich, aber träge auf eine Protein-Mangelversorgung. Eine Fehl- oder Mangelernährung über längere Zeit spiegelt sich immer in diesem Wert. Bei akuten Krankheiten ist jedoch die zusätzliche Bewertung von kurzlebigeren Proteinen von höherer Aussagekraft. Bei mehrwöchiger Ernährungstherapie ermöglicht die Beurteilung von Albumin eine Verlaufskontrolle, eine kurzfristige schnelle Änderung ist jedoch nicht zu erwarten (16).

Tab. 2-3 Serumproteine als Ernährungsparameter (16)

Serumproteine	Normalwert	leichter Proteinmangel	mittlerer Proteinmangel	schwerer Proteinmangel
Albumin (g/l)	>35	35–30	30–25	<25
Präalbumin (mg/dl)	>18	18–16	16–14	<14
Transferrin (mg/dl)	>250	250–200	200–150	<150
Retinolbindendes Protein (mg/l)	>40	40–36	36–31	<31

Transferrin

Mit einer biologischen Halbwertszeit von 8–10 Tagen erlaubt Transferrin eine mittelfristige Beurteilung von Ernährungszustand und Therapieerfolg. Veränderungen sind nach 4–6 Tagen meßbar. Bei der Bewertung von Transferrin sollte ein möglicherweise bestehender Eisenmangel beachtet werden, da dieser ebenfalls eine Ursache für erhöhte Transferrinwerte sein kann (13).

Präalbumin und retinolbindendes Protein

Diese beiden Serumproteine sind durch ihre sehr kurzen Halbwertszeiten von 12 Stunden bzw. 2 Tagen für eine kurzfristige Überprüfung des Ernährungszustands geeignet. Bereits nach zweitägigem Fasten sinkt der Präalbuminwert des Blutes, so daß eine kurzzeitige Unterversorgung sich schnell widerspiegelt. Mit diesen Eiweißparametern kann der Erfolg einer Ernährungstherapie täglich überprüft werden. Eine chronische Mangelernährung kann hiermit allerdings nicht erfaßt werden (14;16).

Stoffwechseluntersuchungen

Stickstoffbilanz

Die Stickstoffbilanz ermöglicht eine Beurteilung der Proteinverwertung bzw. des Proteinverlusts (Abbau von körpereigenem Protein) eines Patienten. Die Stickstoffbilanz wird ermittelt aus der Stickstoffzufuhr in Form von Nahrungsprotein (Ernährungsprotokoll) und der Stickstoffausscheidung im Urin (24-Stunden-Urin).

N-Bilanz = N-Zufuhr – N-Ausscheidung

Die N-Bilanz eines gesunden Erwachsenen ist normalerweise ausgeglichen. Von einer positiven Bilanz oder Anabolie spricht man, wenn die Zufuhr die Abgabe übersteigt. Dies ist der Fall, wenn der Körper Stickstoff für aufbauende (=anabole) Prozesse benötigt und damit körpereigene Proteine aufbaut. Eine positive Stickstoffbilanz haben Kinder während des Wachstums und Patienten während der Rekonvaleszenz von Trauma, Operationen und Krankheit. Negativ wird die N-Bilanz dann, wenn die N-Ausfuhr überwiegt. In diesem Fall baut der Körper eigenes Protein ab (=Katabolie), entweder weil ihm nicht ausreichend Protein über die Nahrung zugeführt wird oder weil sich der Körper infolge von Trauma, Sepsis, Verbrennungen, Krebserkrankungen in einem katabolen Zustand befindet (7).

Die Genaugkeit der Stickstoffbilanz ist abhängig von der Sorgfalt, die beim Sammeln des 24-Stunden-Urins und beim Führen des Ernährungsprotokolls aufgewendet wird. Die Stickstoffausscheidung über den Urin stellt normalerweise mit 85–90 % den Hauptanteil des Stickstoffverlustes dar. Ungewöhnlich hohe nichtrenale Verluste treten bei Verbrennungen, starker Diarrhoe, starkem Erbrechen oder über Wunddrainagen auf und können nur begrenzt oder gar nicht in die Berechnung einbezogen werden. In diesen Fällen liefert die Methode nur ungenaue Resultate (7).

Kreatinin

Kreatinin als Stoffwechselprodukt der Skelettmuskeln kann als wichtige Größe zur Abschätzung der Proteinkatabolie herangezogen werden. Die Kreatininausscheidung steht in einem konstanten Verhältnis zur Muskelmasse und ist daher auch ein Maß für die Lean-Body-Mass des Körpers. Zur Beurteilung der Katabolie wird der Kreatininindex anhand der renalen Kreatininexkretion (mg/24 h) errechnet. Der Kreatininindex spiegelt den prozentualen Anteil der tatsächlich gemessenen Kreatininexkretion an der nach Größe, Geschlecht und Statur zu erwartenden Kreatininausscheidung wider (7).

$$\text{Kreatinin-Index} = \frac{\text{gemessene Kreatininexkretion/24 h} \times 100}{\text{zu erwartende Kreatininexkretion/24 h}}$$

Ergibt der Kreatininindex einen Wert von 60–80 %, so ist auf eine leichte Proteinmangelernährung bzw. Katabolie zu schließen. Eine mittlere ist bei 40–60 % und eine schwere Proteinmangelernährung bei unter 40 % zu erwarten (7).

Beim Kreatininindex handelt es sich um einen leicht und routinemäßig zu erhebenden Parameter. Die Limitierung der Methode liegt bei der Genauigkeit des gesammelten 24-Stunden-Urins, dem möglichen Effekt von Diät (Fleischkonsum) auf die Kreatininexkretion, dem Gebrauch von Standardtabellen (zur Ermittlung der zu erwartenden Kreatininexkretion) und der interindividuellen Variabilität der Kreatininausscheidung (7).

Nährstoffbestimmungen

Die Versorgung mit bestimmten Mikronährstoffen (Vitamine, Mineralstoffe und Spurenelemente) kann auf biochemischem Weg im Blut kontrolliert werden. Diese Messungen sind zum Teil sehr aufwendig und gehören selten zur Routineuntersuchung des Blutes. Sie bieten sich zur genauen Abklärung von Mangelsymptomen an. Mangelerscheinungen der Mikronährstoffe treten jedoch sehr spät auf, wenn bereits seit längerer Zeit ein subklinischer Mangel besteht. Oft zeigen sich nur schwere Mangelformen mit klinischen Zeichen und auch dann in relativ unspezifischen Symptomen (z.B. Dermatitis, Glossitis). Somit ist eine genaue Nährstoffbestimmung auch dann sinnvoll, wenn andere diagnostische Maßnahmen einen Verdacht auf eine langfristige Fehlernährung und mögliche Unterversorgung bestimmter Nährstoffe ergeben haben (13). Insbesondere die Ernährungsanamnese aber auch die körperliche Untersuchung auf Zeichen eines Nährstoffmangels kann Hinweise liefern. Je nach Art des gemessenen Nährstoffs sind drei verschiedene laborchemische Vorgehensweisen bei der Bestimmung möglich:

- Einige Vitamine, Vitaminderivate und Spurenelemente können direkt in Körperflüssigkeiten bestimmt werden.
- Eine indirekte Bestimmung erfolgt über die Messung von enzymatischen Reaktionen, in denen das jeweilige Vitamin funktionell notwendig ist (z. B. Thiamin, Riboflavin, Pyridoxin).
- Eine weitere Methode beruht darauf, daß unter einem Mangel abnorme metabolische Endprodukte auftreten, die dann gemessen werden können. So entsteht unter Folsäuremangel Homocystein, bei Patienten mit Vitamin B_{12}-Mangel ist Methylmalonsäure nachweisbar.

2.2.4 Immunologische Tests

Mangelernährung, Infektionen und beeinträchtigte Immunfunktion stehen in einem engen Zusammenhang. Somit liegt die Überlegung nahe, durch Messung der Immunfunktion Rückschlüsse auf den Ernährungsstatus zu ziehen (2). Negativer Einfluß auf das Immunsystem findet nicht ausschließlich bei Protein-Mangelernährung, sondern auch bei qualitativer Fehlernährung statt. Insbesondere Zink- und Vitamin B_6-Mangel verändern die Abwehrfunktion. Einen deutlichen Einfluß üben auch Eisen, Selen, Vitamin A und E sowie ferner Kupfer, Folsäure, Vitamin C, B_1 und B_2 aus (16). So kann eine Mangelernährung bereits immunologisch erfaßbar sein, wenn klinisch oder anthropometrisch noch keine Zeichen sichtbar sind. Verschiedene Parameter des Immunsystems werden herangezogen (1):

- Hauttests (delayed cutaneous hypersensitivity reaction)
- Lymphozytenzahl
- T-Zellenzahl
- Komplementfaktoren
- Lymphozytentransformation
- Serumimmunglobulinkonzentration

Einer der beiden am häufigsten verwendeten Tests ist der cutane Hauttest, bei dem mikrobielle Antigene injiziert werden und die spezifische Sensibilisierung des Organismus abgelesen wird. Dieser Test ist einfach durchzuführen, aber zeitaufwendig, da eine Reaktion manchmal erst nach 72 Stunden erfolgt. Der zweite wichtige Test betrifft die Lymphozytenzahl, deren Anzahl ebenso zuverlässig wie das Albumin eine langandauernde Mangelernährung erkennen läßt. Ihr Wert liegt normalerweise bei 1200–1500 pro mm^3, ein leichtes Ernährungsdefizit ist bei 1000–1200 pro mm^3 zu erwarten, ein mittleres bei 800–1000 pro mm^3 und eine schwere Mangelernährung bei weniger als 800 Lymphozyten pro mm^3 (16).

Eine ganze Reihe von Nicht-Ernährungs-Faktoren beeinflußt das Immungeschehen auf vielfältige Art und Weise. Immunologische Tests sind deshalb nur als unspezifische und wenig sensitive Indikatoren einer Mangelernährung anzusehen.

2.2.5   Messung der Körperzusammensetzung

Die Messung der Körperzusammensetzung gibt Aufschluß über Gesamtkörperwasser, Fettmasse und fettfreie Körpermasse. Aufwendige Verfahren wie z. B. das Wiegen unter Wasser sind weitgehend durch die Anwendung der Bioelektrischen Impedanzanalyse (BIA) abgelöst worden.

Diese Methode beruht auf der unterschiedlichen Verteilung der Elektrolyte in den Geweben. Natrium, Kalium, Chlorid und Bicarbonat sind vorwiegend in der fettfreien Masse des Körpers enthalten und erhöhen damit deren Leitfähigkeit. Die Fettmasse weist dagegen eine niedrigere Elektrolytkonzentration und stärkeren elektrischen Widerstand auf. Bei der BIA wird ein schwacher Strom über Elektroden an Händen und Füßen durch den Körper geleitet und dabei der Widerstand (Impedanz) gemessen. Die verwendete Spannung ist dabei völlig harmlos und kann vom Patienten nicht wahrgenommen werden. Ein angeschlossener Computer, der mit der entsprechenden Software ausgestattet ist, errechnet anhand des gemessenen Wertes die Masse des Fett- und fettfreien Gewebes (7).

Die Methode der bioelektrischen Impedanzmessung ist sicher und zuverlässig in der Anwendung. Die Durchführung ist nichtinvasiv, bequem, schnell und einfach auch am Bett des Patienten durchführbar. Ungenauigkeiten können allerdings durch den Hydratationszustand des Patienten entstehen. Ein weiterer Nachteil liegt in den hohen Anschaffungskosten des Gerätes.

Literaturverzeichnis

1. Buzina, R.; Bates, C.J.; van der Beek, J.; Chandra, R.K.et al.: Workshop on functional significance of mild-to-moderate malnutrition. Am. J. Clin. Nutr. 1989; 50: 172.
2. Chandra, R.K.: Nutrition and immunity. Lessons from the past and new sights into the future. 1990 McCollum Award. Am. J. Clin. Nutr. 1991; 53: 1087.
3. Christensen, K.S.; Gstundtner, K.M.: Hospital-wide screening improves basis of nutrition intervention. J. Am. Dietetic Ass. 1985; 85 (6): 704–706.
4. Dinkel, R.H.; Görtler, E.: Die Bedeutung des relativen Körpergewichtes für Mortalität und Morbidität von Patienten in bundesdeutschen Krankenhäusern. Akt. Ernähr. Med. 1992; 17: 123.
5. Hill, G.L.: Body Composition Research: Implications for the practice of clinical nutrition. JPEN 1992; 16 (3): 197–218.
6. Klidjian, A.M.; Archer, T.J.; Foster,K.J.; Karran, S.J.: Detection of dangerous malnutrition. JPEN 1982; 6 (2): 119–121.
7. Lee, R.D.; Nieman, D.C.: Nutritional Assessment. 2nd Edition. St.Louis 1996.
8. Lennard-Jones, J.E.; Arrowsmith, H.; Davison, C.; Denham, A.F.; Micklewright, A.: Screening by nurses and junior doctors to detect malnutrition when patients are first assessed in hospital. Clin. Nutrition 1995; 14: 336–340.
9. Mc Whirter, J.P.; Pennington, C.R.: Incidence and recognition of malnutrition in hospital. BMJ 1994, 308: 945–948.
10. Nagel, M.R.: Nutrition screening: Identifying patients at risk for malnutrition. Nutr. Clin. Pract. 1993; 8: 171–175.
11. Ollenschläger, G.: Der mangelernährte Patient: Klinische Relevanz und Behandlungsmöglichkeiten. Beitr. Infusionsther. 1989; 25: 132–141.
12. Roubenoff, R.; Roubenoff, R.A.; Petro, J.; Balke, W.: Malnutrition among hospitalized patients: A problem of physician awareness. Arch. Intern. Med. 1987, 147: 1462–1465.
13. Seiler, W.O.; Stähelin, H.B.: Besondere Aspekte der Malnutrition in der Geriatrie. Schweiz. Med. Wochenschr. 1995; 125: 149–158.
14. Taylor, S.; Goodinson-McLaren, S.: Nutritional Support: A Team Approach. London 1992.
15. Teasley-Strausburg, K.M. (Hrsg.): Nutrition Support Handbook. Cincinnati 1992.
16. Veitl, V.: Perioperative Erhebung des Ernährungszustands und seine Bewertung. Chirurg. Gastroenterologie 1994; 10: 144–152.
17. Mullen, J.L.; Buzby, G.P.: Nutritional assessment, support and outcome in surgical patients.

3 Ziele der Ernährungstherapie

Die Indikation für Ernährungstherapie (oral/enteral/parenteral) besteht in einer Vielzahl von unterschiedlichen Krankheitserscheinungen. Gemeinsam sind diesen unterschiedlichen Situationen die eigentlichen Ziele der Ernährungstherapie:

- Beseitigung von Ernährungsdefiziten/Mangelzuständen
- Erhaltung eines ausreichenden Ernährungsstatus

Die Definition dieser Ziele kann abhängig von dem gegenwärtigen Ernährungszustand, der Diagnose und dem klinischen Zustand des Patienten modifiziert werden. So ist nicht immer eine vollständige Wiederherstellung des Ernährungszustandes möglich. Dies ist häufig bei Erkrankungen der Fall, in denen die Malnutrition sekundär als unausweichliche Folgeerscheinung auftritt (z. B. Hypermetabolismus, Sepsis). Hier kann als Ziel der Ernährungstherapie lediglich die Verhinderung schwerer Mangelzustände und nachfolgender Komplikationen angesehen werden. Gleichzeitig dürfen durch die Ernährung keine zusätzlichen Komplikationen entstehen (z. B. Hyperglykämie, gastrointestinale Komplikationen). Unter Umständen muß die Erreichung einer optimalen Nährstoffzufuhr zugunsten der Verträglichkeit eingeschränkt werden (6).

Die Definition eines individuellen Ziels für die Ernährungstherapie eines Patienten beinhaltet naturgemäß auch die Überwachung (Monitoring) und somit Überprüfung der Zielerreichung. Überlegungen zum wünschenswerten Status eines Patienten und der notwendigen Nährstoffzufuhr sind daher eine Voraussetzung zur Effizienzkontrolle jeder Ernährungstherapie.

3.1 Nährstoffbedarf

Die Deckung des individuellen Nährstoffbedarfs ist Grundlage für die Erhaltung und Wiederherstellung des Ernährungszustands. Empfehlungen zum Nährstoffbedarf eines Menschen werden in regelmäßigen Abständen von den wissenschaftlichen Ernährungsgesellschaften verschiedener Staaten herausgegeben. In den USA sind dies die „Recommended Dietary Allowances" (RDA), in Deutschland die „Empfehlungen für die Nährstoffzufuhr" der Deutsche Gesellschaft für Ernährung (DGE). In diesen Richtlinien werden Bedarfszahlen für alle einzelnen Nährstoffe festgelegt. Allerdings beziehen sich diese Zahlen auf die Bedarfsdeckung größerer Bevölkerungspopulationen. Der individuelle Nährstoffbedarf variiert mit Alter, Geschlecht, Größe, Gewicht, körperlicher Aktivität und Krankheit. Die DGE-Bedarfszahlen berücksichtigen diese Faktoren zum Teil, geben aber ausschließlich den Bedarf des Gesunden wieder.

Zum Teil ist die Bestimmung eines Nährstoffbedarfs mit großen Schwierigkeiten behaftet, so daß nicht für alle Nährstoffe ein genauer Wert angegeben werden kann. So können für die Vitamine Biotin und Pantothensäure sowie für die meisten Spurenelemente nur Schätzwerte für eine angemessene Zufuhr genannt werden. Für Natrium, Kalium, Chlorid und Phosphor beziffern die Zahlen den Mindestbedarf der durch obligate Verluste verursacht wird. Starke Schwankungen in der tatsächlichen Zufuhr dieser Mineralstoffe können vom Körper in der Regel gut ausgeglichen werden (3).

Trotz des Bezugs der DGE-Zufuhrempfehlungen zum gesunden Organismus, dienen sie auch als Referenzwerte für Kranke. Sofern nicht ausdrücklich andere Bedarfswerte bekannt und veränderte Zufuhrmengen indiziert sind, gelten diese Zahlen als Grundlage der Ernährung. Um den Gegebenheiten kranker Patienten Rechung tragen zu können, ist ein Monitoring der Ernährungstherapie unerläßlich. Die Nährstoffzufuhr kann dann gegebenenfalls den individuellen metabolischen Erfordernissen des Patienten angepaßt werden.

3.1.1 Makronährstoffe

Unter Makronährstoffen werden die Nahrungsbestandteile verstanden, die als hauptsächliche Energielieferanten zugeführt werden. Als Makronährstoffe bezeichnet man Protein, Fett und Kohlenhydrate. Weitere wichtige Hauptbestandteile der Nahrung bilden Wasser und Ballaststoffe.

Energie

Der individuelle Energiebedarf hospitalisierter Patienten kann auf unterschiedliche Weise ermittelt werden. Beispielsweise kann der Grundumsatz mit Hilfe von verschiedenen Formeln unter Einbeziehung von Körpergröße, Gewicht und Alter kalkuliert werden. Die Harris-Benedict-Formel in mehr oder weniger modifizierter Form zählt dabei zu den bekanntesten. Zum berechneten Grundumsatz müssen hier noch die Werte für körperliche Aktivität, Wachstum bei Kindern, erhöhter Bedarf bei Defiziten und metabolischen Veränderungen bei Krankheit hinzugerechnet werden. Diese Formeln bieten nicht in jedem Fall eine genaue Wiedergabe des individuellen Bedarfs und tendieren zu einer Überschätzung des tatsächlichen Energiebedarfs (2).

Tab. 3-1 Empfehlungen für die Energiezufuhr (3)

Alter	kcal/d	kcal/kg Körpergewicht/d
Säuglinge		
0–4 Monate	650	112
4–12 Monate	850	95
Kinder		
1–4 Jahre	1300	102
4–7 Jahre	1800	90
7–10 Jahre	2000	73
Heranwachsende und Erwachsene		
männlich		
10–13 Jahre	2250	61
13–15 Jahre	2500	53
15–19 Jahre	3000	45
19–25 Jahre	2600	35
25–51 Jahre	2400	33
51–65 Jahre	2200	30
>65 Jahre	1900	28
weiblich		
10–13 Jahre	2150	54
13–15 Jahre	2300	46
15–19 Jahre	2400	41
19–25 Jahre	2200	36
25–51 Jahre	2000	33
51–65 Jahre	1800	30
>65 Jahre	1700	29
Schwangere (ab 4. Monat)	zusätzlich 350 kcal/d	
Stillende	zusätzlich bis 650 kcal/d	

Individuellere Messungen des Energiebedarfs können mit Hilfe der direkten oder der indirekten Kalorimetrie, Ermittlung der Körperzusammensetzung und Isotopenmarkierung von Urinmetaboliten vorgenommen werden. Diese Methoden sind in der Praxis aufwendig und bleiben überwiegend der Forschung vorbehalten (2).

Die einfachste Form ist die Errechnung des Energiebedarfs nach den Empfehlungen für die Energiezufuhr der DGE pro Kilogramm Körpergewicht und unter Einbeziehung des Lebensalters des Patienten. Für die enterale Ernährung genügt diese näherungsweise Bestimmung in der Regel.

Die Werte aus Tab. 3-1 beziehen sich auf gesunde Menschen mit leichter körperlicher Arbeit. Die Mehrheit der erwachsenen Patienten hat einen Bedarf der unter dem von Gesunden liegt. Bei immobilen Patienten, insbesondere aber bei beatmeten Patienten kann mit 25–30 kcal/kg KG/d von einem Energiebedarf an der unteren Grenze ausgegangen werden. Eine Ausnahme stellen Trauma- und Verbrennungspatienten dar. In diesen Situationen erhöht sich der Energiebedarf auf bis zu 40–45 kcal/kg KG/d (2).

Wasser

Wasser ist der Hauptbestandteil des Körpers und verantwortlich für fast alle Transportvorgänge und damit für die Stoffwechselaktivität, die Ausscheidung von harnpflichtigen Substanzen und die Temperaturregulation. Die Abgabe von Wasser erfolgt über Harn, Fäzes, Haut und Atemluft. Dem steht im Wasserhaushalt die Aufnahme von Wasser in mindestens gleicher Höhe gegenüber. Dieser Wasserbedarf wird nicht nur über die Trinkmenge gedeckt, sondern auch durch den Wassergehalt aufgenommener Nahrung und durch metabolisches Wasser, das bei der Verstoffwechselung von Nährstoffen anfällt (Oxidationswasser). Die obligaten Verluste bestehen auch bei einer eingeschränkten Wasserzufuhr weiter und es kommt zu einer Störung des Wasserhaushalts, wenn dieses Defizit nicht ausgeglichen wird. Das Durstgefühl ist ein Schutzmechanismus gegen diese Gefahr, sofern es wahrgenommen werden kann. Insbesondere bei alten Menschen ist diese Wahrnehmung häufig gestört, und es kommt sogar bei gesunden alten Menschen im Extremfall zu Austrocknungssymptomen (4).

Ein Wasserverlust und die Verringerung des Körperwassers (Dehydratation) hat nach relativ kurzer Zeit weitreichende und unter Umständen lebensbedrohliche Konsequenzen. Zunächst reagiert der Körper mit einem Rückgang der Harnproduktion und der Speichelsekretion. Bei einem Verlust von 5 % der Körperflüssigkeit treten Tachykardie und Temperaturanstieg auf, bei 10 % Verwirrtheitszustände und 20 % Wasserverlust sind mit dem Leben nicht mehr vereinbar (4).

Der Flüssigkeitsbedarf eines Menschen ist von verschiedenen Faktoren wie dem Hydratationsstatus und die Umgebungstemperatur abhängig. Normalerweise müssen die Wassermenge des ausgeschiedenen Urins +900 ml (andere Verluste) ersetzt werden. Als ungefähre Größe zur Bestimmung des täglichen Flüssigkeitsbedarf kann von 1 ml Wasser pro aufgenommener kcal pro Tag ausgegangen werden (7). Dies entspricht einer Wasserzufuhr von etwa 30 ml pro Kilogramm Körpergewicht oder bei einer 70 kg schweren Person 2,1 Litern. Kinder haben je nach Lebensalter einen höheren Wasserbedarf als Erwachsene.

Tab. 3-2 Tägliche Wasserzufuhr (3)

Alter	Wasserzufuhr durch Getränke und feste Nahrung
Säuglinge	ml/kg/KG
0–4 Monate	140
4–12 Monate	110
Kinder	
1–4 Jahre	110
4–7 Jahre	90
7–10 Jahre	65
Heranwachsende und Erwachsene	
10–13 Jahre	50
13–15 Jahre	40
15–19 Jahre	35
19–25 Jahre	30
25–51 Jahre	30
51–65 Jahre	25
>65 Jahre	25
Schwangere	35
Stillende	45

Die genannten Zufuhrempfehlungen sind bei außergewöhnlichen Verlusten dem Bedarf entsprechend zu erhöhen. Bei Blutverlusten, schwerem Erbrechen, Diarrhoe, Fieber, Fistel- oder Wunddrainage gehen erhebliche Mengen an Flüssigkeit verloren, die durch eine erhöhte Zufuhr auszugleichen sind. Eine hohe Zufuhr von harnpflichtigen Substanzen (Salze, Protein, Medikamente), die mit Hilfe von Wasser ausgeschieden werden, bringt ebenfalls einen höheren Wasserbedarf mit sich (7). Sofern keine Einschränkungen der Ausscheidung bestehen, sollte für hospitalisierte Patienten der oben genannte Wert aus Sicherheitsgründen auf 35–40 ml/kg KG/d erhöht werden.

Anpassungen der Flüssigkeitszufuhr erfordern auch Zustände, bei denen eine Hyperhydratation droht. Flüssigkeitsrestriktion besteht z. B. bei Herzinsuffizienz und verringerter Harnausscheidung bzw. Niereninsuffizienz. Der Flüssigkeitsstatus muß daher täglich überwacht und Symptome von Hyper- und Dehydratation registriert werden. Die tägliche Erfassung des Gewichts und der Wasseraufnahme und -abgabe sind weitere Bestandteile des Monitorings.

Protein
Protein stellt für den Körper einen Baustein für die Bildung von strukturellen Proteinen zum Aufbau von Geweben (z. B. Muskelprotein) und Funktionseiweissen dar. Die funktionellen Proteine erfüllen vielfältige Funktionen als Enzyme, Antikörper, Hormone, Neurotransmitter oder Transportproteine. Sie ermöglichen damit fundamentale Lebensvorgänge im Organismus.

Proteine sind chemisch komplexe, hochmolekulare Srukturen, die sich aus verschiedenen Aminosäuren zusammensetzen. Charakteristisch für Aminosäuren ist die stickstoffhaltige Aminogruppe ($-NH_2$). Im Proteinstoffwechsel wird daher die aufgenommene bzw. abgegebene Stickstoffmenge als wichtiger Parameter verwendet (1 g N = 6,25 g Protein) (4).

Acht der Aminosäuren sind für den Menschen essentiell und müssen durch die Nahrung aufgenommen werden. Der größte Teil der benötigten Aminosäuren kann von Körper selbst synthetisiert werden (nicht-essentielle Aminosäuren). Eine weitere Gruppe wird als semi- oder konditionell essentiell bezeichnet, weil diese Aminosäuren für den Menschen nur in bestimmten Situationen lebensnotwendig werden. Unter solchen Bedingungen reicht die Kapazität der entsprechenden Enzymsysteme zur Produktion der betreffenden Aminosäuren nicht aus und die jeweilige Aminosäure muß exogen zugeführt werden. Während des Wachstums in der Kindheit ist beispielsweise Tyrosin essentiell, bei Niereninsuffizienz muß Histidin zugeführt werden und unter Trauma und metabolischem Streß spielt die Zufuhr von Glutamin eine entscheidende Rolle. Der Mensch ist also nicht nur auf die Zufuhr einer bestimmten Quantität von Protein, sondern immer auch einer bestimmten Qualität in der Zusammensetzung des Eiweisses angewiesen.

Der tägliche Bedarf wird für Gesunde mit 0,8 g Protein pro Kilogramm Körpergewicht angegeben. Diese Zahl beinhaltet bereits einen Sicherheitszuschlag hinsichtlich der Qualität des aufgenommenen Eiweisses. Mit der Aufnahme hochwertigen Nahrungsproteins (i.e. reich an essentiellen Aminosäuren) ist eine bedarfsdeckende Versorgung auch unter diesem Wert zu erreichen (3).

Ein höherer Bedarf besteht während des Wachstums und während der Stillzeit. Krankheitszustände bewirken ebenfalls eine Erhöhung der notwendigen Zufuhr von Protein. Die Ursachen für einen erhöhten Krankheitsbedarf liegen bei:

- großen Verlusten (Nephropathie, exsudative Enteropathie, Dialyse, Exsudat bei großflächigen Verbrennungen)
- verstärktem Abbau von körpereigenem Eiweiß (Postaggressionsstoffwechsel, Katabolie)
- hoher Verbrauch (Wundheilung, Anabolie, Rekonvaleszenz)

Tab 3-3 Empfehlungen für die Proteinzufuhr (g/kg KG/d) in Gesundheit (3) und ausgewählten Krankheitszuständen (7)

Alter	Gesunde	leichter metabolischer Streß	schwerer metabolischer Streß/ Verbrennungen	Dialyse
Säuglinge				
0–4 Monate	2,2	2,0–2,5	2,5–3,5	3–4
4–12 Monate	1,6	2,0–2,5	2,5–3,5	1,5–3,6
Kinder				
1–4 Jahre	1,2	2,0–2,5	2,5–3,5	1,5–3,6
4–7 Jahre	1,1	2,0–2,5	2,5–3,5	1,5–3,6
7–15 Jahre	1,0	2,0–2,5	2,5–3,5	1,5–3,6
Heranwachsende und Erwachsene	0,8	1,0–1,2	1,5–2,5	1,2–2,7

Fett

Fett dient in erster Linie als Energielieferant, erfüllt jedoch noch weitere wichtige Funktionen, die es unentbehrlich machen. Die Aufnahme von fettlöslichen Vitaminen (A, D, E, K) ist nur in fetthaltiger Nahrung möglich. Entscheidend ist darüberhinaus die Zufuhr von essentiellen Fettsäuren, die als Bausteine für Zellmembranen und Gewebshormonen lebensnotwendige Aufgaben erfüllen. Essentielle Fettsäuren sind die Omega-6-Fettsäure Linolsäure und die Omega-3-Fettsäure Linolensäure. Deren längerkettige Derivate (Arachidonsäure, Eicosapentaensäure, Docosahexaensäure) können im erwachsenen Organismus gebildet werden, sind jedoch für Früh- und Neugeborene essentiell. Die Gruppen der ungesättigten längerkettigen Fettsäuren sind bereits seit einigen Jahren Gegenstand regen Forschungsinteresses im Hinblick auf ihre therapeutische Wirksamkeit bei kardiovaskulären Erkrankungen, Hypercholesterinämie und Stärkung der Immunabwehr.

Die Zufuhr von Fett sollte etwa 30 % der aufgenommenen Nahrungsenergie ausmachen, bei Kindern 35–40 E %. Davon wird für ältere Kinder und Erwachsene ein Anteil von mindestens 3 E % für Linolsäure und mindestens 0,5 E % für Linolensäure gefordert. Säuglinge haben in den ersten 4 Monaten einen Bedarf von 4,5 E % und bis zum Alter von einem Jahr 3,8 E % an essentiellen Fettsäuren (3).

Kohlenhydrate

Kohlenhydrate liegen in der Nahrung in Form von Monosacchariden (= Einfachzucker wie Glucose, Fructose, Galaktose) als Disaccharide (wie Saccharose, Maltose, Lactose) und als Oligo- und Polysaccharide (komplexe Strukturen mit einer Verknüpfung von 10 und mehr Monosaccharideinheiten) vor. Im wesentlichen liefern Kohlenhydrate Energie, fungieren aber auch als Baustoffe (z. B. für Mucopolysaccharide) (4).

Die Zufuhr von Kohlenhydraten sollte in der Ernährung 50–55 E % betragen und überwiegend aus komplexen Kohlenhydraten bestehen (3). Eine energetische Überversorgung kann als Körperfett gespeichert werden. Zu einem geringen Teil werden Kohlenhydrate in Form von Glykogen als Kurzzeitreserve für Belastungszustände und Nahrungsmangel in der Leber und im Muskel gespeichert. Glykogen kann – im Gegensatz zu Fett – wieder in Glucose abgebaut werden und steht somit kurzfristig zur Verfügung (4).

Fast alle Körperzellen verwerten zur Energiegewinnung Glucose, einige Gewebe sind obligat auf diesen Brennstoff angewiesen. Die Zellen des Gehirns, des Nierenmarks und die roten Blutkörperchen benötigen ausschließlich Glucose als Energieträger. Bei Glucosemangel deckt der Körper diesen Bedarf zunächst durch Glykogenolyse (Abbau der Glykogenreserven in der Leber und im Muskel). Dauert der Mangel an, so wird körpereigenes Protein abgebaut und zum Aufbau von Glucose verstoffwechselt. Die Versorgung von Niere, Gehirn und Erythrozyten wird so durch Proteinkatabolie gewährleistet. In der klinischen Ernährung wird daher für die Zufuhr von Protein eine gleichzeitige Zufuhr von anderen Energieträgern gefordert. Das Verhältnis von Nichteiweißenergie zur Stickstoffzufuhr sollte etwa 150 kcal/1 g N betragen, um eine adäquate anabole Ausnutzung des Proteins sicherzustellen (2). (Industriell hergestellte Substrate zur vollständigen Ernährung erfüllen dieses Verhältnis normalerweise, so daß dem in der enteralen Ernährung keine besondere Aufmerksamkeit geschenkt werden muß.)

Ballaststoffe

Bei Ballaststoffen handelt es sich um mehrere ganz unterschiedliche Stoffgruppen. Von Bedeutung für die enterale Ernährung sind im wesentlichen die löslichen Ballaststoffe, die teilweise aus Polysacchariden bestehen. Sie werden – im Gegensatz zur früheren Annahme – nicht unverdaut ausgeschieden, sondern im Darm teilweise von Bakterien zu kurzkettigen Fettsäuren abgebaut. Ihre Wirkungsweise macht sie zu wichtigen Nahrungsbestandteilen im Hinblick auf die Funktionsfähigkeit des Kolons und die Prophylaxe von Obstipation und Diarrhoe. Eine Ballaststoffzufuhr von 30 g/d wird empfohlen (3).

3.1.2   Mikronährstoffe

Vitamine, Mineralstoffe und Spurenelemente werden zusammengefaßt als
Mikronährstoffe bezeichnet. Sie gelten als nichtenergieliefernde Nahrungsbestandteile und werden in sehr geringen Mengen zugeführt.

Vitamine

Vitamine werden eingeteilt in die Gruppe der fettlöslichen und der wasserlöslichen Vitamine. Während die fettlöslichen Vitamine A, D, E und K bei
Überdosierung eine Hypervitaminose verursachen können, ist dies von den
wasserlöslichen Vitaminen nur in Einzelfällen und bei extremen Megadosen
bekannt. Mangelerscheinungen der fettlöslichen Vitamine A, D und E treten
außer bei mangelnder Zufuhr auch unter chronischer Fettmalabsorption auf.
Eine Ausnahme bildet das Vitamin D, das während ausreichender Sonnenex-
position auch in der Haut vom Körper selbst gebildet werden kann. Die
Bedarfsdeckung von Vitamin K wird außer durch die Nahrung zu einem
großen Teil durch bakterielle Synthese im Gastrointestinaltrakt gewährleistet. Ein Vitamin K-Mangel kann daher durch die Zerstörung der Darmflora während Antibiotikatherapie verursacht werden. Antikoagulantien,
die als Vitamin K-Antagonisten wirksam sind (Warfarin), beeinträchtigen die
Vitamin K-Utilisation und bedürfen eines genauen Monitorings hinsichtlich
der Vitamin K-Zufuhr (5).

Mangelzustände der wasserlöslichen Vitamine sind häufig verursacht
durch eine inadäquate Zufuhr, Rauchen sowie Alkoholabusus. Eine unsichere Bedarfsdeckung besteht außerdem für Folsäure in der Schwangerschaft, für Vitamin B_{12} nach Magenresektion (fehlender intrinsic factor zur
Vitamin B_{12}-Absorption) und bei metabolischem Streß (5).

Mineralstoffe

Die verschiedenen Mineralstoffe sind an unzähligen lebensnotwendigenden
Vorgängen im Körper beteiligt. Im Einzelnen gehören dazu: die Regulation
des Wasser- und Säuren-Basen-Haushalts, die Reizleitung der Nerven, die Stabilisierung von Zellmembranen, die Blutgerinnung, die Regulation von
Enzymaktivität, die osmotische Regulation der Wasserverteilung im Körper
und die Muskelkontraktion. Ein Mangel tritt vorzugsweise durch hohe Verluste auf (Erbrechen, Diarrhoe, starkes Schwitzen, Dialyse). Hohe Verluste
von Natrium erfolgen außerdem bei nässenden Hauterkrankungen und
durch die abnorm hohe Natriumkonzentration im Schweiß von Mukoviszi-
dosepatienten. Kaliumverluste entstehen zusätzlich durch Abführmittel und
Diuretika. Auch eine unausgewogene Zusammensetzung der Nahrung kann
zu Mineralstoffmangel führen (3;5).

Tab. 3-4 Empfehlungen für die tägliche Vitaminzufuhr (3)

Alter	Vit. A (mg Retinol- äquivalent)	Vit. D (µg)	Vit. E (mg Toco- pherol- äquivalent)	Vit. K (µg)	Thiamin (B₁) (mg)	Riboflavin (B₂) (mg)	Niacin (mg Niacin- äquivalent)	Pyridoxin (B₆) (mg)	Folsäure (µg Gesamt- folat)	Cobalamine (B₁₂) (µg)	Vit. C (mg)	Pantothen- säure (µg) (Schätzwert)	Biotin (µg) (Schätz- wert)
Säuglinge													
0–4 Monate	0,5	10	3	5	0,3	0,3	5	0,3	–	0,5	40	2	10
4–12 Monate	0,6	10	4	10	0,4	0,5	6	0,6	80	0,8	50	3	15
Kinder													
1–4 Jahre	0,6	5	6	15	0,7	0,8	9	0,9	120	1,0	55	4	20
4–7 Jahre	0,7	5	8	20	1,0	1,1	12	1,2	160	1,5	60	4	25
7–10 Jahre	0,8	5	9	30	1,1	1,2	13	1,4	200	1,8	65	5	30
Heranwachsende und Erwachsene													
männlich													
10–13 Jahre	0,9	5	10	40	1,2	1,4	15	1,6	240	2,0	70	5	30–100
13–15 Jahre	1,1	5	12	50	1,4	1,5	17	1,8	300	3,0	75	6	30–100
15–19 Jahre	1,1	5	12	70	1,6	1,8	20	2,1	300	3,0	75	6	30–100
19–25 Jahre	1,0	5	12	70	1,4	1,7	18	1,8	300	3,0	75	6	30–100
25–51 Jahre	1,0	5	12	80	1,3	1,7	18	1,8	300	3,0	75	6	30–100
51–65 Jahre	1,0	5	12	80	1,3	1,7	18	1,8	300	3,0	75	6	30–100
>65 Jahre	1,0	5	12	80	1,3	1,7	18	1,8	300	3,0	75	6	30–100
weiblich													
10–13 Jahre	0,9	5	10	40	1,2	1,3	14	1,5	240	2,0	70	5	30–100
13–15 Jahre	1,0	5	12	50	1,2	1,4	15	1,6	300	3,0	75	6	30–100
15–19 Jahre	0,9	5	12	60	1,3	1,7	16	1,8	300	3,0	75	6	30–100
19–25 Jahre	0,8	5	12	60	1,2	1,5	15	1,6	300	3,0	75	6	30–100
25–51 Jahre	0,8	5	12	65	1,1	1,5	15	1,6	300	3,0	75	6	30–100
51–65 Jahre	0,8	5	12	65	1,1	1,5	15	1,6	300	3,0	75	6	30–100
>65 Jahre	0,8	5	12	65	1,1	1,5	15	1,6	300	3,0	75	6	30–100
Schwangere (ab 4. Monat)	1,1	10	14	65	1,5	1,8	17	2,6	600	3,5	100	6	30–100
Stillende	1,8	10	17	65	1,7	2,3	20	2,2	450	4,0	125	6	30–100

Tab. 3-5 Geschätzter täglicher Mindestbedarf an Natrium, Kalium, Chlorid (3)

Alter	Natrium (mg)	Kalium (mg)	Chlorid (mg)
Säuglinge			
0–4 Monate	130	450	200
4–12 Monate	180	650	270
Kinder			
1–4 Jahre	300	1000	450
4–7 Jahre	410	1400	620
7–10 Jahre	460	1600	690
10–13 Jahre	510	1700	770
13–15 Jahre	550	1900	830
Heranwachsende			
>15 Jahre und Erwachsene	550	2000	830

Tab. 3-6 Empfehlungen für die Mineralstoffzufuhr (3)

Alter	Calcium (mg)	Phosphor (mg)	Magnesium (mg)	Eisen (mg)	Zink (mg)
Säuglinge					
0–4 Monate	500	250	40	6	5
4–12 Monate	500	500	60	8	5
Kinder					
1–4 Jahre	600	800	80	8	7
4–7 Jahre	700	1000	120	8	10
7–10 Jahre	800	1200	170	10	11
Heranwachsende und Erwachsene					
männlich					
10–13 Jahre	900	1400	230	12	12
13–15 Jahre	1000	1500	310	12	15
15–19 Jahre	1200	1600	400	12	15
19–25 Jahre	1000	1500	350	10	15
25–51 Jahre	900	1400	350	10	15
51–65 Jahre	800	1200	350	10	15
>65 Jahre	800	1200	350	10	15
weiblich					
10–13 Jahre	900	1400	250	15	12
13–15 Jahre	1000	1500	310	15	12
15–19 Jahre	1200	1600	350	15	12
19–25 Jahre	1000	1500	300	15	12
25–51 Jahre	900	1400	300	15	12
51–65 Jahre	800	1200	300	10	12
>65 Jahre	800	1200	300	10	12
Schwangere (ab 4. Monat)	1200	1600	300	30	15
Stillende	1300	1700	375	20	22

Spurenelemente

Spurenelemente kommen im Gegensatz zu den Mineralstoffen in geringer Konzentration im Körper vor (<mg/kg KG) und werden über die Nahrung in sehr kleinen Dosen zugeführt. Der Körper benötigt sie überwiegend als Kofaktoren für Enzyme. Iod ist Bestandteil der Schilddrüsenhormone und

Tab. 3-7 Schätzwerte für eine angemessene Spurenelementezufuhr

Alter	Kupfer (mg/Tag)	Mangan (mg/Tag)	Selen (µg/Tag)	Chrom (µg/Tag)	Molybdän (µg/Tag)
Säuglinge					
0–4 Monate	0,4–0,6	0,3–0,6	5–15	10–40	15–30
4–12 Monate	0,6–0,7	0,6–1,0	5–30	20–60	20–40
Kinder					
1–4 Jahre	0,7–1,0	1,0–1,5	10–50	20–80	25–50
4–7 Jahre	1,0–1,5	1,5–2,0	15–70	30–120	30–75
7–10 Jahre	1,0–2,0	2,0–3,0	15–80	50–200	50–150
>10 Jahre	1,5–2,5	2,0–5,0	20–100	50–200	75–250
Heranwachsende und Erwachsene	1,5–3,0	2,0–5,0	20–100	50–200	75–250

Tab. 3-8 Empfehlungen für die Jodzufuhr (3)

Alter	Jod (µg/Tag)
Säuglinge	
0–4 Monate	50
4–12 Monate	80
Kinder	
1–4 Jahre	100
4–7 Jahre	120
7–10 Jahre	140
Heranwachsende und Erwachsene	
10–13 Jahre	180
13–15 Jahre	200
15–19 Jahre	200
19–25 Jahre	200
25–51 Jahre	200
51–65 Jahre	180
>65 Jahre	180
Schwangere	230
Stillende	260

Tab. 3-9 Richtwerte für eine angemessene Fluoridzufuhr (3)

Alter	Fluor (mg/Tag Gesamtzufuhr)
Säuglinge	
0–4 Monate	0,1–0,5
4–12 Monate	0,2–1,0
Kinder	
1–2 Jahre	0,5–1,5
2–3 Jahre	0,5–1,5
3–6 Jahre	1,0–2,5
6–15 Jahre	1,5–2,5
Heranwachsende und Erwachsene	1,5–4,0

Fluor des Zahnschmelzes. Spurenelemente haben besondere Bedeutung bei der Wundheilung (Zink), für die Immunabwehr (Selen), für die Eisenaufnahme und -verwertung (Kupfer) und für den Energiestoffwechsel. Defizite in der Versorgung mit Spurenelementen können entstehen durch eine inadäquate Zufuhr, hohe Ausscheidung/Verluste, verringerte Absorption/eingeschränkte Bioverfügbarkeit oder einen erhöhten Bedarf (5).

Literaturverzeichnis

1. Baumgartner, T.G.: Trace Elements in Clinical Nutrition. Nutr. Clin. Pract. 1993; 8. 251–263.
2. DeBiasse, M.A.; Wilmore, D.W.: What is optimal Nutritional Support? New Horizons 1994; 2: 122–130.
3. Deutsche Gesellschaft für Ernährung (Hrsg.): Empfehlungen für die Nährstoffzufuhr. 5. Überarbeitung 1991. Frankfurt/M. 1991.
4. Elmadfa, E.; Leitzmann, C.: Ernährung des Menschen. Stuttgart 1988.
5. Heimburger, D.C.; Weinsier, R.L. (Hrsg.): Handbook of Clinical Nutrition. St. Louis 1997.
6. Taylor, S.; Goodinson-McLaren, S.: Nutritional Support: A Team Approach. London 1992.
7. Teasley-Strausburg, K.M. (Hrsg.): Nutrition Support Handbook. Cincinnati 1992.

4 Anwendung der enteralen Ernährung

4.1 Indikationsstellung

Ein effektiver und kostenbewußter Umgang mit der enteralen Ernährungstherapie setzt voraus, daß die Indikationsstellung sinnvoll, zur rechten Zeit und beim richtigen Patienten in Abwägung anderer ernährungstherapeutischer Formen erfolgt. Neben der oralen Ernährung, die der Patient noch willentlich über den Mund aufnehmen kann, unterscheidet man zwei Formen der „künstlichen" Ernährung. Die Benennung parenterale und enterale Ernährung beziehen sich auf den jeweils beschrittenen Zugangsweg in den Körper. „Enteral" heißt, daß die Ernährung „über den Darm" in den Körper gelangt. Dabei handelt es sich um die Methode, die der physiologischen Nahrungsaufnahme am nächsten kommt (z.B. durch Stimulation gastrointestinaler Hormone, Nährstoffaufnahme ins Pfortaderblut). Das Wort „parenteral" bedeutet dagegen, daß der Darm umgangen wird und die Nährstoffe direkt ins Blut gelangen (zentral- oder periphervenös). Beide Formen der Ernährungstherapie haben große Bedeutung für die Prophylaxe und Therapie einer Mangelernährung, sollten allerdings auch indikationsgerecht eingesetzt werden.

Mangelernährung und ihre Folgeerscheinungen wirken sich weitreichend auf die Lebensqualität und Genesung eines Patienten aus, und ihre Therapie hat deshalb oberste Priorität. Aber auch enterale Ernährung kann unnötige Komplikationen und Kosten verursachen, wenn sie für den jeweiligen Patienten die falsche Form der Ernährungstherapie darstellt oder er keinen ausreichenden Nutzen daraus ziehen kann. Ein gezielter Einsatz dieser wichtigen Form der Ernährungstherapie ist deshalb unabdingbar (13).

In diesem Zusammenhang stellen sich drei wesentliche Fragen (21):

- Welcher Patient ist bedroht oder bereits betroffen von einer Mangelernährung?
- Inwieweit kann der Patient Nutzen aus einer Ernährungstherapie ziehen?
- Ist der Gastrointestinaltrakt des Patienten uneingeschränkt funktionsfähig?

Die erste Frage kann durch die Erfassung des Ernährungszustandes eines Patienten beantwortet werden. Das Ernährungsassessment gibt naturgemäß Aufschluß darüber, ob sich der Patient in normalem Ernährungsstatus, an der Grenze zur Mangelernährung oder bereits darüber hinaus befindet. Neben den Patienten, bei denen bereits eine bestehende Mangelernährung diagnostiziert werden kann, sind außerdem folgende Patienten akut von Mangelernährung bedroht:

- Patienten, bei denen die orale Aufnahme von Nahrung auf längere oder unabsehbare Zeit eingeschränkt oder unmöglich sein wird: nach abdominalchirurgischen Eingriffen, nach neurochirurgischen Operationen, bedingt durch neurologische Erkrankungen oder Ereignisse (apoplektischer Insult)
- katabole Patienten: z. B. nach Verbrennungen, großen chirurgischen Eingriffen, Schädel-Hirn-Trauma
- Patienten mit konsumierenden Erkrankungen: z. B. Karzinomerkrankungen, HIV/AIDS (21)

Der Nutzen einer gezielten Ernährungstherapie ist von der Länge der Nahrungskarenz und der Ausprägung des Ernährungsdefizits abhängig. Ein Patient, der bereits vor oder während der Erkrankung eine Mangelernährung entwickelte, zieht sicher den größten Nutzen aus einem frühen und aggressiven Einsatz der Ernährungstherapie. Auch die Therapie der genannten Krankheitsbilder, die mit einer zu erwartenden Verschlechterung des Ernährungszustandes einhergehen, profitiert von einer supportiven enteralen Ernährung. Dagegen wird ein Patient mit gutem Ernährungszustand, auch wenn er einige Tage keine Nahrung aufnehmen kann, nicht unbedingt eine spezielle Nährstoffzufuhr benötigen. Bei solchen Patienten sollte die Länge der voraussichtlichen Nahrungskarenz der entscheidende Faktor zur Indikation der Ernährungstherapie sein. Gezielte Ernährungstherapie ist für gut ernährte Patienten bei fehlender Nahrungsaufnahme von mehr als 5–7 Tagen (z. B. nach Operationen) sinnvoll (22). Eine kürzer dauernde Nahrungspause kann bei guter Ausgangssituation von diesen Patienten durchaus toleriert werden und erfordert lediglich einen Flüssigkeits- und Elektrolytausgleich.

In manchen Fällen kann die Ernährung den Verlauf der Krankheit selbst nicht mehr beeinflussen, wie z. B. bei terminal Erkrankten. Hier stellt sich unabhängig vom medizinischen Nutzen die Frage nach der Verbesserung der Lebensqualität. So kann eine adäquate Ernährung wieder zu mehr körperlicher Kraft verhelfen, was für die Verrichtung von alltäglichen Dingen und damit für ein selbständigeres Leben von Bedeutung ist. Leiden, die durch Komplikationen der Mangelernährung entstehen (z. B. Dekubitus, Wundheilungsstörungen), können vermieden werden. Die Gabe von Supplementen trägt zur Förderung des Appetits bei und die Aufrechterhaltung des Körpergewichts kann bei der eigenen Körperwahrnehmung eine positive Rolle spielen. Nicht zuletzt stellt die Möglichkeit, terminale Patienten mit enteraler Ernährung nach Hause entlassen zu können, eine ethisch wichtige Verbesserung für die Würde des Patienten dar.

Wenn es um die Lebensqualität eines Patienten geht, spielen aber immer auch persönliche Einstellungen und Wünsche eine Rolle. Die Indikation zur enteralen Ernährung insbesondere bei Langzeiternährung und vorgesehener ambulanter Betreuung sollte deshalb *nach Möglichkeit* mit dem Patienten und dessen Angehörigen gemeinsam gestellt werden. Mögliche ernährungsbedingte Komplikationen und psychologische Beeinträchtigungen des Patienten (z. B. Stigmatisierung durch die Sonde) müssen dabei gegenüber den Vorteilen einer enteralen Ernährungstherapie abgewogen werden (21).

Enterale Ernährung als lebensverlängernde Maßnahme kann unter Umständen auch das Leiden eines todkranken Patienten unnötig verlängern. Die Indikation in einem solchen Fall muß ebenso wie für andere Eingriffe in diesem Zusammenhang ethisch verantwortlich gestellt werden.

Letztlich entscheidend für eine mögliche Anwendung der enteralen Ernährung ist die Frage nach der Funktionsfähigkeit und Zugänglichkeit des Gastrointestinaltraktes. Sobald keine wesentlichen Einschränkungen der Verdauung und Resorption von Nährstoffen sowie der Motilität des Gastrointestinaltrakts bestehen, kann die Indikation zur enteralen Ernährung gestellt werden.

Bei noch intakter Schluckfunktion kann die orale Ernährung mit einer flüssigen Trinknahrung als einfachste Form der enteralen Ernährung angewandt werden. Auch die alleinige Ernährung mit Trinknahrung ist möglich und wird als eine nichtinvasive Form der enteralen Ernährung angesehen. Hier bedarf es der Compliance des Patienten in besonderem Maße. Läßt sich die tägliche Nahrungszufuhr mit diesen Mitteln nicht steigern oder ist eine vollständig bedarfsdeckende Ernährung nicht möglich, kann eine supplementäre Sondenernährung (z. B. über Nacht) oder vollständige enterale Ernährung über eine Sonde notwendig werden.

Eine tabellarische Zusammenfassung der möglichen, sinnvollen und begrenzten Anwendungsgebiete sowie der Kontraindikationen der enteralen Ernährung erfolgt in Anlehnung an die „Guidelines for the use of enteral nutrition" der Amerikanischen Gesellschaft für parenterale und enterale Ernährung (2).

Tab. 4-1 Anwendungsbereiche der enteralen Ernährung (2)

Anwendung	Indikationen	Beispiele
grundsätzliche Voraussetzung	1. sicherer Zugang zum Gastrointestinaltrakt 2. adäquate Funktion des Gastrointestinaltrakts	
sinnvolle Anwendung	bestehende Mangelernährung und zu erwartende mangelhafte orale Aufnahme für mehr als fünf Tage	Oberschenkelhalsfrakturen bei geriatrischen Patienten, Krebs, Anorexie
	normaler Ernährungsstatus und zu erwartende orale Aufnahme von weniger als 50 % des Nährstoffbedarfs länger als 7 Tage	
	schwere Kau- und Schluckstörungen	nach Schlaganfall, Multiple Sklerose, amyotrophe Lateralsklerose, Ösophaguskarzinom
	Verbrennungen	
	Einschränkungen der Resorptionsfläche des Darms	chronisch entzündliche Darmerkrankungen, Strahlenenteritis, Kurzdarmsyndrom während der Adaptationsphase
häufig sinnvolle Anwendung	schwere Traumata	Schädel-Hirn-Trauma, Polytrauma
	Bestrahlung, Chemotherapie	Karzinomerkrankungen
	Leber-, Nierenversagen	Anorexie
eingeschränkte Anwendung	unmittelbar posttraumatisch/postoperativ	postoperative/posttraumatische Motilitätsstörungen
		vollständige Wiederaufnahme der oralen Zufuhr innerhalb von 5–7 Tagen
	akute Enteritis	
	schweres Kurzdarmsyndrom (10 % Restdarm)	(Nährstoffe müssen parenteral supplementiert werden)
Kontraindikationen	Dysfunktion und fehlender Zugang zum Gastrointestinaltrakt	vollständige Obstruktion, paralytischer Ileus, unstillbares Erbrechen, schwere Diarrhoe, akute Pankreatitis, Schock
	Verstoß gegen den Willen des Patienten und der Angehörigen	
	fehlender palliativer oder therapeutischer Sinn	moribunde Patienten

4.2 Kontraindikationen

Ein nicht funktionsfähiger Gastrointestinaltrakt stellt eine Kontraindikation zur enteralen Ernährung dar und macht parenterale Ernährung zwingend notwendig. Folgende Situationen schließen eine enterale Ernährung aus:

- mechanischer oder funktioneller Ileus
- vollständige Darmatonie
- unstillbares Erbrechen/nicht beherrschbarer Durchfall
- akute Pankreatitis
- schwere Stoffwechselentgleisungen
- Schock
- ausgedehnte Resektionen
- massiv entzündliches Geschehen (8;22)

4.3 Spezieller Nutzen

Über die nutritive Wirkung der enteralen Ernährung hinaus fanden in den letzten Jahren auch andere therapeutische Effekte zunehmende Beachtung in der Forschung und klinischen Praxis. Enterale Ernährung hat zusätzliche positive Wirkungen, die insbesondere in der Intensivmedizin nutzbar gemacht werden können. Dazu gehören:

- Protektion der Magenmukosa/Streßulcusprophylaxe
- Aufrechterhaltung der Darmintegrität/Reduktion der bakteriellen Translokation
- mögliche Modulation von metabolischen und immunologischen Prozessen (20)

Dieser spezielle Nutzen der enteralen Ernährung macht sie auch früh postoperativ/posttraumatisch zu einer effektiven Methode, insbesondere in Ergänzung zur parenteralen Ernährung. Während in dieser Phase die parenterale Ernährung eine gastrointestinal komplikationsarme Nährstoffzufuhr gewährleistet, kann die enterale Ernährung auch bei einer Zufuhr in kalorisch unbedeutender Menge die genannten Effekte entfalten. Die Anwendung der enteralen und der parenteralen Ernährung wurde in der Vergangenheit häufig sehr rigide getrennt und diese beiden Formen der Ernährungstherapie zum Teil als gegensätzlich angesehen. In den letzten Jahren setzt sich in der Praxis zunehmend die Erkenntnis durch, daß es sich bei enteraler

Ernährung nicht um sich ausschließende oder konkurrierende Ernährungs-
therapien, sondern vielmehr um sich in ihren Vorteilen ergänzende Maßnahmen handelt (6). Insbesondere in der Ernährung von kritisch Kranken wird
eine Kombination von beiden Formen der Ernährungstherapie, deren Anteile
an der Gesamtbedarfsdeckung eines Patienten den individuellen Gegebenheiten angepaßt werden können, nutzbringend angewandt. Zusätzlich zu
der sicheren parenteralen Nährstoffversorgung findet auf enteralem Wege
eine „Tröpfchenernährung" (initial nicht mehr als 20–25 ml/h) statt. Auf
diese Weise ist weniger die nutritive Wirkung der enteralen Ernährung von
entscheidender Bedeutung, als vielmehr ihre weitergehenden therapeutischen Effekte.

4.3.1   Streßulcusprophylaxe durch enterale Ernährung

Das Auftreten von Streßulzera bei kritisch kranken Patienten ist zum einen
auf einen Anstieg der aggressiven Faktoren (Magensäure) und zum anderen
auf ein Versagen der protektiven Faktoren zurückzuführen. Zum Teil wird
diese Problematik routinemäßig mit pharmakologischen Maßnahmen (H_2-
Blocker, Antazida) beantwortet.

Eine medikamentöse Streßulcusprophylaxe wird während enteraler
Ernährung in der Regel überflüssig. Enterale Substratzufuhr unterstützt die
protektiven Mechanismen der Magenschleimhaut und spielt so eine wichtige Rolle für die Streßulcusprophylaxe (17). Zunächst übt die enterale Ernährung durch die Verdünnung und ph-Neutralisierung des Magensaftes einen
schützenden Einfluß aus. Hinzu kommen noch weitere Mechanismen, die
im Zusammenhang mit der Schutzwirkung diskutiert werden (20). So verbessert die enterale Substratzufuhr den metabolischen Zustand der Mukosa-
zellen durch die Aufrechterhaltung des intestinalen Blutflusses und der
Glucoseversorgung. Die intestinale Nährstoffzufuhr begünstigt darüberhinaus die physiologischen Regulationsprozesse von gastraler Motilität und
Säuresekretion und verbessert damit letztlich die Schutzfunktion der Magen-
mukosa (4).

4.3.2   Reduktion der bakteriellen Translokation

Als bakterielle Translokation wird der Durchtritt von Bakterien oder bakteriellen Toxinen durch die Darmwand bezeichnet (1). Sie gelangen von dort
in das Pfortaderblut sowie in die mesenterialen Lymphknoten und sind möglicherweise an der Entstehung von infektiösen/septischen Komplikationen
beteiligt. Der Darm wird in diesem Zusammenhang als Schlüsselorgan bei
der Entstehung des Multiorganversagens diskutiert (10;11).

Bakterielle Translokation wird begünstigt von verschiedenen Faktoren, zu denen zunächst das Streßereignis selbst zu zählen ist. Darüber hinaus wirken sich Mangelernährung und intestinale Ödeme durch Hypalbuminämie negativ aus. Einen großen Stellenwert hat jedoch eine fehlende enterale Nährstoffzufuhr und das Fehlen von trophischen Substraten wie Ballaststoffen und ihren Abbauprodukten (kurzkettige Fettsäuren).

Der positive Einfluß einer früh enteralen Ernährung auf die Entstehung und das Ausmaß des Sepsisisyndroms ist seit vielen Jahren Gegenstand des Forschungsinteresses. So konnte bereits in den achtziger Jahren in klinischen Studien deutlich eine Reduktion der infektiösen Komplikationen durch frühe enterale Ernährung nachgewiesen werden. Patienten mit schwerem Abdominaltrauma wiesen unter enteraler Ernährung 17 % gegenüber 37 % infektiösen Komplikationen in der parenteral ernährten Gruppe auf (16). Die gleichen Autoren belegten zuvor auch die Überlegenheit einer früh posttraumatischen enteralen Ernährung (nach 12–18 Stunden) gegenüber einer verzögerten Ernährung (nach 5 Tagen) (15).

Die pathophysiologischen Mechanismen bei der Entstehung des Multiorganversagens und die klinische Relevanz der bakteriellen Translokation sind bislang nicht völlig zweifelsfrei geklärt (18). Doch bestätigt eine zunehmende Anzahl von neueren Studien die Bedeutung der enteralen Ernährung für die Aufrechterhaltung der Funktionsfähigkeit der Darmmukosa und letztlich auch für die Prophylaxe septischer Komplikationen (7;12;18).

4.3.3 Modulation von metabolischen und immunologischen Prozessen

Im Streßstoffwechsel, der durch Sepsis oder Traumata ausgelöst werden kann, werden im Körper vermehrt Entzündungsmediatoren und antiinsulinäre Streßhormone freigesetzt und bewirken eine katabole Stoffwechsellage. Die Katabolie ist u. a. gekennzeichnet durch verstärkten Eiweißabbau und verminderte Albuminsynthese. Bei verstärkt ablaufenden Translokationsvorgängen und der Aufnahme von Bakterien und Endotoxin in die ortsständigen Makrophagen kommt noch zusätzlich eine Freisetzung von Zytokinen und katabolen Hormonen hinzu. Eine solche Freisetzung trifft auf ein bereits streßbedingt stimuliertes Immunsystem und kann zu einer überschießenden Immunantwort und einer gesteigerten Katabolie führen. Bisher existieren tierexperimentelle Hinweise (14) und Befunde an gesunden Probanden (5), die einen positiven Einfluß der enteralen Ernährung auf diese metabolischen Prozesse nahelegen. Möglicherweise kann eine frühe enterale Ernährung bei kritisch Kranken durch eine Beeinflussung der neuroendokrinen Regulation das Ausmaß der Katabolie verringern (20).

Über diesen positiven Einfluß der enteralen Ernährung hinaus zeichnen sich derzeit erste Erfahrungen mit speziell zusammengesetzten Substraten ab, die eine Modifikation der Immunantwort bewirken können (9). Offensichtlich ist es möglich, durch den Gehalt an bestimmten Nährstoffen in enteralen Substraten Einfluß auf immunologische Parameter auszuüben. Solche immunmodulatorischen Inhaltsstoffe sind nach derzeitigem Erkenntnisstand Arginin, Omega-3-Fettsäuren und Nukleotide. Glutamin als semiessentielle Aminosäure ist ebenfalls zu den Nährstoffen mit spezieller Wirksamkeit zu zählen, da es in Streßzuständen eine entscheidende Rolle bei der Aufrechterhaltung der Darmmukosa, Reduktion der bakteriellen Translokation und Katabolie spielt und letztlich der Entwicklung eines Multiorganversagens entgegenwirken könnte (19). Die genannten Zusammenhänge sind nach wie vor Gegenstand des wissenschaftlichen Interesses und erste Anhaltspunkte für einen möglichen therapeutischen Nutzen, der in Zukunft weit über die „eigentliche" Ernährung hinausgeht (6).

Literaturverzeichnis

1. Alexander, J.W.: Nutrition and translocation. JPEN 1990; 14: 170S–174S.
2. American Society for Parenteral and Enteral Nutrition, Board of Directors: Guidelines for the use of enteral nutrition in the adult patient. JPEN 1987; 11: 435–439.
3. Barton, R.G.: Nutrition Support in Critical Illness. Nutr. Clin. Prac. 1994; 9: 127–139.
4. Ephgrave, K.S.; Kleiman-Wexler, R.L.; Adair, C.G.: Enteral nutrients prevent stress ulceration and increase intragastric volume. Crit. Care Med. 1990; 18:621–624.
5. Fong, Y.; Marano, M.A.; Barber, A.; He, W.; Moldawer, L.L.; Bushman, D.; Coyle, S.M.; Shires, G.T.; Lowry, S.F.: Total parenteral nutrition and bowel rest modify the metabolic response to endotoxin in humans. Ann. Surg. 1989; 210: 449–456.
6. Fürst, P. (Hrsg.): New strategies in clinical nutrition. München 1993.
7. Hadfield, R.J.; Sinclair, D.G.; Houldsworth, P.E.; Evans, T.W.: Effects of Enteral and Parenteral Nutrition on Gut Mucosal Permeability in the Critically Ill. Am. J. Respir. Crit. Care Med. 1995; 152: 1545–1548.
8. Heimburger, D.C.; Weinsier, R.L. (Hrsg.): Handbook of Clinical Nutrition. St. Louis 1997.
9. Liebermann, M.D.; Shou, J.; Torres, A.S.; Weitraub, F.; Goldfine, J:; Sigal, R.; Daly, J.M.: Effects of nutrient substrates on immune function. Nutrition 1990; 6: 88–91.
10. Lord, L.M.; Sax, H.C.: The Role of the Gut in Critical Illness. AACN 1994; 5: 450–458.
11. Mainous, M.R.; Block, E.F.J.; Deitch, E.A.: Nutritional Support of the Gut: How and Why. New Horizons 1994; 2: 193–201.
12. Marshall, J.C.; Girotti, M.J.: From premise to principle: the impact of the gut hypothesis on the practice of critical care surgery. JCC 1995; 38: 132–141.
13. Mirtallo, J.M.; Powell, C.R.; Campbell, S.M.; Schneider, P.J.; Kudsk, K.A.: Cost-effective nutrition support. Nutr. Clin. Pract. 1987; 2: 142–151.
14. Mochizuki, H.; Trocki, O.; Dominioni, L.; Brackett, K.A.; Joffe, S.; Alexander, J.W.: Mechanism of prevention of postburn hypermetabolism and catabolism by early enteral feeding. Ann. Surg. 1984; 200: 297–308.

15. Moore, E.E.; Jones, T.N.: Benefits of immediate jejunostomy feeding after major abdominal trauma – A prospective, randomized study. J. Trauma 1986; 26: 874–881.
16. Moore, F.A.; Moore, E.E.; Jones, T.N.; McCroskey, B.L.; Peterson, V.M.: TEN versus TPN following major abdominal trauma – reduced septic morbidity. J. Trauma 1989; 29: 916–923.
17. Solem, L.D.; Strate, R.G., Fischer, R.P: Antacid therapy and nutritional supplementation in the prevention of curling'ulcer. Surg. Gynecol. Obstet 1979; 148: 367–370.
18. Späth, G.: Mikrobielle Translokation aus dem Gastrointestinaltrakt – Pathophysiologisches Phänomen oder Motor des Multiorganversagens? Zentralbl. Chir. 1994; 119: 256–267.
19. Stehle, P.; Herzog, B.; Kuhn, K.S.; Fürst, P.: Glutamin – ein unentbehrlicher Nährstoff bei metabolischem Streß. Ern.-Umschau 1996; 43: 318–328.
20. Suchner, U.; Senftleben, U.; Askanazi, J.; Peter, K.: Nichtenergetische Bedeutung der enteralen Ernährung bei kritisch kranken Patienten. Infusther. Transfusionsmed. 1993; 20: 38–46.
21. Taylor, S.; Goodinson-McLaren, S.: Nutritional Support: A Team Approach. London 1992.
22. Teasley-Strausburg, K.M. (Hrsg.): Nutrition Support Handbook. Cincinnati 1992.

5 Mittel und Wege der enteralen Ernährung

5.1 Zugangswege

Grundsätzlich kann zwischen oraler Ernährung und Sondenernährung unterschieden werden. Die orale Ernährungstherapie mit einer Trinknahrung dient in der Regel der Supplementierung des normalen Essens. Sie erfordert keinen körperlichen Eingriff und ist daher die einfachste Form der enteralen Ernährung. Die Sondenernährung ist demgegenüber mit einem mehr oder weniger bedeutsamen körperlichen Eingriff verbunden. Sie kann aber als leicht invasiv bezeichnet werden und stellt eine technisch sichere Methode der Ernährungstherapie dar. Sie kann eingesetzt werden zur:

- Ergänzung der normalen Essensaufnahme
- vollständigen/ausschließlichen Ernährung
- Kombination mit parenteraler Ernährung

Eine Ernährungssonde „überbrückt" entweder den Nasen-Rachen-Raum und führt durch den Oesophagus in den Gastrointestinaltrakt (nasoenterale Ernährung), oder sie wird von außen über die Bauchdecke direkt in den Verdauungstrakt gelegt (perkutane Ernährung).

Die Wahl des richtigen Zugangsweges für die enterale Ernährung wird von verschiedenen Faktoren beeinflußt. Dabei ist vor allem zu berücksichtigen:

- die voraussichtliche Dauer der Ernährung
- vorhersehbare Ereignisse mit einer Beeinträchtigung der Nahrungsaufnahme (z. B. Stenosen)

- therapeutische Maßnahmen oder operative Eingriffe mit einer Verschlechterung des Ernährungszustands
- die Passierbarkeit des Gastrointestinaltrakts
- die Compliance und Zustimmung des Patienten/der Angehörigen für die jeweils gewählte Zugangsform

5.1.1 Orale Ernährung

Eine orale Zufuhr setzt voraus, daß der Patient noch fähig ist, zu essen und/oder zu trinken. Dazu muß er nicht nur bei Bewußtsein sein, sondern auch körperlich zur Nahrungsaufnahme in der Lage sein. Vor allem aber muß er motiviert sein, ausreichend zu essen.

Sinnvoll ist die orale Zufuhr von Trinknahrung dann, wenn es dem Patienten trotz seiner Motivation zum Essen nicht gelingt, ausreichend Nahrung zu sich zu nehmen. Sie eignet sich daher gut für eine kurzfristige Überbrückung von Mangelzuständen und Situationen mit schweren Kau- und Schluckbeeinträchtigungen (z.B. in der Zahn-, Mund-, Kiefer-, Gesichtschirurgie oder nach Unfällen). Ebenfall gut geeignet ist die orale Zufuhr zur gezielten Deckung eines erhöhten Bedarfs wie z.B. durch spezielle Nährstoffsupplemente mit hohem Proteinanteil. Als wichtige Anwendungsbereiche sind hier die Geriatrie und Chirurgie zu nennen.

Orale Zufuhr erfolgt neben dem normalen Essen durch eine Trinknahrung. Eine solche flüssige Nahrung dient als Zusatz zu den normalen Mahlzeiten oder wird zur vollständigen Ernährung eingesetzt.

Die Anwendung von Trinknahrung kann limitiert werden durch den Appetit und das Geschmacksempfinden des Patienten. Appetitlosigkeit ist eine häufige Begleiterscheinung von Krankheit und wird durch die jeweilige Therapie oft noch verstärkt. Etliche Medikamente beeinflußen den Appetit und das Geschmacksempfinden der Patienten. Eine Veränderungen in der Wahrnehmung verschiedener Geschmacksrichtungen kann gerade bei onkologischen Patienten häufig beobachtet werden. Für den Erfolg einer Trink- und Zusatznahrung sind deshalb folgende Faktoren maßgebend und sollten in die Therapie einbezogen werden:

- Geschmacksrichtungen der Trinknahrung
- Temperatur
- Zeitpunkt der Einnahme
- Variationen in der Zubereitung
- Motivation des Patienten durch das Pflegepersonal

Abwechslungsreiche Geschmacksrichtungen werden von der Industrie angeboten. Sie sollten dementsprechend auch bekannt und verfügbar sein, damit der Patient in seinen Vorlieben berücksichtigt werden kann. Hilfreich ist auch eine Abwechslung durch unterschiedliche Zubereitung (Suppe, Pudding, Cremespeise) oder ein Wechsel in der angebotenen Temperatur (heißer Kakao- oder Mokkatrunk, Eis).

Die Chance einer zusätzlicher Einnahme von Trinknahrung liegt in einer allgemeinen Steigerung des Appetits und damit auch einer besseren Aufnahme von normalem Essen. Daher ist es nicht sinnvoll, eine Zusatznahrung vor den Mahlzeiten anzubieten, so daß durch den Sättigungseffekt möglicherweise weniger von der Mahlzeit gegessen wird. Der Zeitpunkt für die Gabe von Zusatznahrung sollte möglichst nicht mit den normalen Mahlzeiten konkurrieren. Trinknahrung als Dessert, statt des Nachmittagskaffees oder vor dem Einschlafen sind gute Möglichkeiten, diese Form der Ernährungstherapie sinnvoll in den Diätplan zu integrieren (12).

Zur Motivation durch das Pflegepersonal gehört die Erklärung über Sinn und Bedeutung der Trinknahrung, das Anbieten von verschiedenen Geschmacksrichtungen und das Servieren in geeigneten Portionen. So ist die Trinknahrung im Glas mit Strohhalm oder im Tetrabrick sicher appetitlicher als in der Halb-Liter-Glasflasche. Außerdem sollte es selbstverständlich sein, daß dem Patienten die Abneigung der Pflegeperson z. B. durch einen geekelten Gesichtsausdruck nicht offenkundig wird (40).

Schwere Schluckstörungen mit der Gefahr von Aspiration stehen einer Trinknahrung entgegen. Dies gilt auch für bestimmte neurologische Störungen, bei denen zwar breiige Nahrung aufgenommen werden kann, aber das Schlucken von Flüssigkeiten mit großer Verschluckungsgefahr verbunden ist (z. B. amyotrophe Lateralsklerose). In diesen Fällen sollte das Legen einer Sonde vorgezogen werden. Auch wenn durch die Trinknahrung die Gesamtnährstoffaufnahme nicht wesentlich gesteigert werden kann und noch immer unter dem Bedarf des Patienten liegt, sollte eine Ernährungssonde in Erwägung gezogen werden. Oft empfinden dann die Patienten diese Maßnahme als Erleichterung, wenn Essen für sie nicht mehr mit Zwang, psychischem Druck oder sogar Gefahr verbunden ist (40).

5.1.2   Ernährung über nasoenterale Sonden

Nasensonden finden immer dann Anwendung, wenn nur über einen kurzen Zeitraum ernährt werden muß. Auch solange die Ernährungsdauer nicht klar ist und eine Entscheidung über die voraussichtliche Dauer noch abgewartet werden muß, kann eine transnasale Sonde gelegt werden. Eine solche Situation ist beispielsweise in der Intensivmedizin vorstellbar, wenn die Krankheitsentwicklung eines Patienten noch völlig unklar ist.

Die wichtigste Vorraussetzung zum Legen einer Nasensonde ist die Passierbarkeit des Nasen-Rachen-Raums und des Ösophagus. Eine Nasensonde erfordert im Gegensatz zu den perkutanen Sonden keinen endoskopischen oder operativen Eingriff und ist deshalb eine häufige und relativ schnell durchzuführende Methode.

Soziale und/oder psychische Probleme können für den Patienten durch die äußere Stigmatisierung durch eine Nasensonde ausgelöst werden. Transnasale Sonden sollten deshalb nicht bei mobilen Patienten über längere Zeit angewendet werden, wenn eine (versteckt zu tragende) PEG indiziert werden kann.

Sondenlage

Transnasale Sonden können sowohl gastral als auch duodenal plaziert werden. Die gastrale Plazierung ist relativ problemlos möglich und kann bei allen Patienten mit intakter Magenfunktion angewendet werden. Die duodenale Lage ist bei Patienten mit Aspirationsrisiko (verzögerter Magenentleerung, ösophagealem Reflux) und postoperativer Gastroparese vorzuziehen. Eine nasoduodenale Sonde ermöglicht außerdem die Ernährung bei Funktionseinschränkungen oder Anastomosen im oberen Gastrointestinaltrakt.

Die duodenale Sondenlage erfordert bei der Plazierung mehr Erfahrung und Geschick und setzt eine intakte gastroduodenale Peristaltik voraus. In der Regel muß die duodenale Plazierung pharmakologisch durch ein Prokinetikum (z.B. Cisaprid) und durch lagerungstechnische Maßnahmen (initiale Rechtsseitenlage) unterstützt werden. Duodenale Sonden sind oft mit einem beschwerten Sondenende, Ballons oder ähnlichem zur besseren transpylorischen Führung ausgestattet. Dislokationprobleme durch ein zurückrutschendes Sondenende sind dennoch nicht immer auszuschließen (16).

Abb. 5-1
Gastrale und duodenale Sondenlage.
Quelle: Fresenius AG,
Bad Homburg

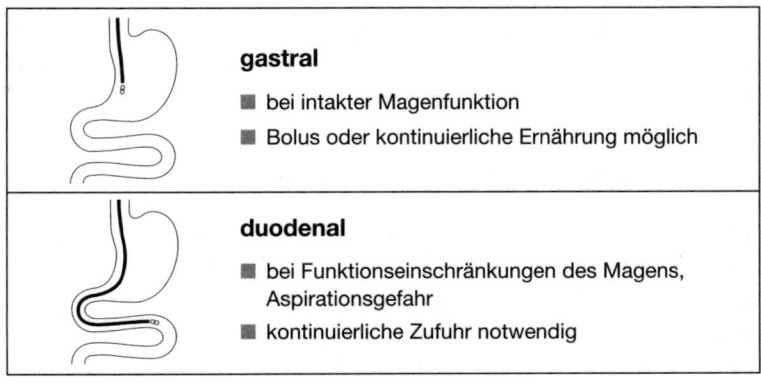

gastral

■ bei intakter Magenfunktion
■ Bolus oder kontinuierliche Ernährung möglich

duodenal

■ bei Funktionseinschränkungen des Magens, Aspirationsgefahr
■ kontinuierliche Zufuhr notwendig

Sondenmaterial und -größe

Die früher aufgetretenen mechanischen Probleme und nasopharyngeale Reizungen durch dicke und harte Sonden sind durch weiche, dünnlumige Sonden weitgehend eliminiert worden. Ein zu Anfang bestehendes Fremdkörpergefühl verschwindet normalerweise nach kurzer Zeit. Insbesondere bei intubierten Patienten sollte der Gefahr einer zusätzlichen Reizung und nachfolgender Mukosaläsion durch die Verwendung der dünnstmöglichen Nasensonde entgegengewirkt oder das Legen einer PEG in Betracht gezogen werden.

Als Material für Ernährungssonden finden im wesentlichen Polyurethan oder Silikonkautschuk Verwendung. Vereinzelt befinden sich auch noch PVC-Sonden als Ernährungssonden im Gebrauch, die allerdings aufgrund ihrer Materialeigenschaften und der daraus resultierenden Komplikationen abzulehnen sind (16). Eine Ausnahme bildet lediglich der Anwendungsbereich bei Frühgeborenen, bei denen die Sonde in kurzen Abständen gewechselt wird.

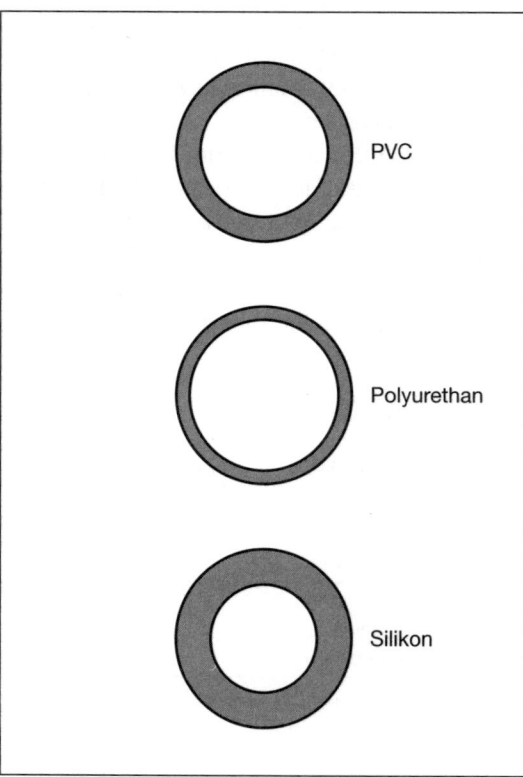

PVC

Polyurethan

Silikon

Abb. 5-2
Vergleich der Wandstärke und der Lumengröße bei verschiedenen Sondenmaterialien

Polyurethan und Silikonkautschuk unterscheiden sich in ihrer Stabilität und Weichheit. Bei Polyurethan handelt es sich um das festere Material von beiden, so daß bei der Herstellung der Sonden eine geringe Wandstärke erzielt werden kann. So verfügen auch sehr dünne Sonden noch über einen genügend weiten Innendurchmesser bei guter Knickstabilität. Silikonkautschuk ist dagegen weicher und somit für empfindliche Patienten in vielen Fällen angenehmer zu tragen. Allerdings muß bei diesen Sonden, um eine ausreichende Festigkeit zu erreichen, die Wandstärke dicker sein. Das Verhältnis von äußerem zu innerem Durchmesser ist bei Silikon größer oder anders ausgedrückt: bei gleichem Innenlumen ist eine Silikonsonde von außen dicker als eine Polyurethansonde (40).

Aufgrund der Weichheit dieser Materialien erfolgt das Legen in der Regel mit Hilfe eines Mandrins. Dieser Metalldraht wird von der Industrie entweder als Zubehör oder als vormontierter Bestandteil der Sonde geliefert. Vorteilhaft ist es, wenn bei liegendem Mandrin eventuell Gleitmittel zugespritzt oder zur Lagekontrolle Luft insuffliert werden kann, da dann mit Hilfe des Mandrins die Lage nochmals verändert werden kann. Mandrins werden aus Spiraldraht oder normalem Draht hergestellt. Normaler Draht kann abknicken und so die Entfernung erschweren. Spiraldraht ist dagegen flexibel und nur unter großer Gewalteinwirkung irreversibel verformbar (z. B. bei großem Zug: Ent-Wicklung der Spirale).

PVC weist auch ohne Mandrin eine sehr hohe Festigkeit auf, so daß die Sonden ein starkes Fremdkörpergefühl auslösen. PVC enthält chemische Zusätze, sogenannte Weichmacher, die sich bereits nach 1−2 Tagen aus der Sonde herauslösen. Dieser Vorgang bewirkt, daß die Sonde spröde und hart wird, ihre Flexibilität völlig verliert und schnell zu Mukosaläsionen und Druckulzerationen beim Patienten führen kann. Als vorbeugende Maß-

Tab. 5-1 Eigenschaften der verschiedenen Sondenmaterialien

Material	Liegeeigenschaften	Liegedauer	Flexibilität	Einsatzgebiete
Polyurethan (PU)	geringes Fremdkörpergefühl	mind. 6 Monate, kein Sondenwechsel erforderlich	weich	Langzeiternährung
Silikon	geringes Fremdkörpergefühl	mind. 6 Monate, kein Sondenwechsel erforderlich	sehr weich	Langzeiternährung, besonders bei intubierten/sehr empfindlichen Patienten
PVC	starkes Fremdkörpergefühl, Mukosaläsionen möglich	max. 3 Tage, Sondenwechsel erforderlich	fest, nach kurzer Zeit hart und spröde	Absaugen, enterale Ernährung von Frühgeborenen (täglicher Wechsel der Sonde)

nahme kommt allenfalls ein Wechsel der Sonde im Abstand von längstens drei Tagen in Betracht (40). Eine solche Prozedur ist im Patienteninteresse wenig empfehlenswert und läßt auch den zunächst augenfälligen wirtschaftlichen Vorteil der billigen PVC-Sonden verschwinden.

Die Größe der Sonden wird üblicherweise in CH (= Charriere) angegeben. Ein CH entspricht 1/3 mm und wird im englischsprachigen Raum auch als FR (French) oder FG (French Gauge) bezeichnet. Die Maßangabe von Sonden bezieht sich – wenn nicht anders angegeben – auf den Außendurchmesser. Dünnlumige Sonden werden im Bereich von 7–15 CH angeboten. Je dünner die Sonde gewählt werden kann, desto geringer ist das Fremdkörpergefühl und das Risiko von Schleimhautirritationen. Damit minimiert sich letztlich auch das Risiko einer unerwünschten Entfernung der Sonde durch den Patienten selbst (v. a. bei verwirrten Patienten). Ein dünner Innendurchmesser beeinträchtigt allerdings auch das Durchflußverhalten der Sondennahrung und kann leichter zu Verstopfungen führen. Somit sollte die Auswahl der Sondengröße nicht nur von der Sensibilität des Patienten abhängig gemacht werden, sondern auch von der Viskosität der jeweiligen Nahrung, dem zu betreibenden Pflegeaufwand (v. a. häufiges Spülen) und der Notwendigkeit von Medikamentenapplikation durch die Sonde.

Sonden zeichnen sich außer durch Material und Größe auch durch ihre zusätzlichen Merkmale aus. So stehen je nach Zweck und gewünschtem Komfort unterschiedlich ausgestattete Sonden zur Verfügung. Röntgenkontraststreifen (zur Kontrolle der Sondenlage) sind allgemein üblich. Hinzu kommen Positionsmarkierungen in mehr oder weniger engen Abständen, Sonden mit verschiedenen Ansätzen für Blasenspritzen, Luer-Lock-Anschlüssen und unterschiedlichen Austrittsöffnungen am Ende der Sonde. Einige dieser Merkmale sind aus Sicherheitsgründen vorzuziehen. So sollte die Konstruktion der Konnektionsstelle nicht mit den Anschlüssen für intravenöse Applikationsbestecke verwechselt werden können und die Austrittsöffnungen am Ende der Sonde so plaziert sein, daß der Mandrin während des Legens nicht austreten und zu Verletzungen führen kann.

Meist lassen sich die genannten Merkmale aus den Beschreibungen der Hersteller nicht ausreichend entnehmen, so daß ein Vergleich der Sondenqualität immer durch Handhabungstests angestellt werden sollte. Dies trifft ebenfalls auf das Material zu, da hier die Weichheit trotz gleicher Bezeichnung stark variieren kann.

Tab. 5-2 Marktübersicht nasoenterale Sonden

Hersteller	Außen-durch-messer (CH)	Innen-durch-messer (mm)	Länge (cm)	Material	Mandrin	Absaugen/Zuspritzen bei liegend Mandrin
Abbott	8; 10; 12		91/114	PU	vormon-tiert	ja
Braun	8; 12; 14	1,9–3,3	80; 100; 120	PU	mit oder ohne liefer-bar	
Fresenius	8; 12; 15		100; 120	PU	vormon-tiert	ja
Nestlé Clinical Nutrition	9; 14		100; 120	PU	vormon-tiert, CH 14 ohne Mandrin	
Sandoz Nutrition/ Novartis	7,1; 9,6; 14,9	1,65; 2,4; 3,65	100; 120	PU	mit oder ohne liefer-bar	ja
Pfrimmer Nutricia	7,3; 9,6; 14,6	1,8; 2,3; 3,5	105; 120	PU	mit oder ohne liefer-bar, Man-drin separat erhältlich	ja
Pfrimmer Nutricia	7,3; 9,6; 14,6; 18	1,8; 2,3; 2,8; 3,9	105; 120	Silikon	mit oder ohne liefer-bar, Man-drin separat erhältlich	ja

Sonden-anschluß	Röntgen-kontrast-fähigkeit	Positions-markierun-gen	Austritts-öffnungen	Applika-tionsort	Besonder-heiten	Pädiatrie-sonden im Programm
konisch	ja	ja	2 seitlich versetzt, Dünndarm-sonde zusätzlich mit offe-nem Ende	Magen, Dünndarm	Zuspritz-stück, beschwertes Endstück bei der Dünn-darmsonde	
Trichter oder Luer-Lock	ja	ja	2 seitlich versetzt	Magen/ Dünndarm	beschwertes Endstück bei der Dünn-darmsonde, umfang-reiches PVC-Sonden-angebot	ja
Trichter oder Luer-Lock	ja	ja	2 integriert in Olive	Magen/ Dünndarm	umfang-reiches Zubehör, beigelegtes Nasen-pflaster	ja
Trichter	ja	ja		Magen/ Dünndarm	beschwertes Endstück bei der Dünn-darmsonde	
Universal-konnektor	ja	alle 25 cm	3 seitlich	Magen/ Dünndarm	bei CH 7,1/9,6: Olive an der Spitze, beigelegtes Nasen-pflaster	ja
Universal-konnektor	ja	ja	3 seitlich versetzt	Magen/ Dünndarm	Olive an der Spitze bei Dünndarm-sonden	ja
Universal-konnektor	ja	ja	3 seitlich versetzt	Magen/ Dünndarm	Olive an der Spitze bei Dünndarm-sonden	ja

5.1.3   Ernährung über perkutane Sonden

Perkutane Sonden führen im Gegensatz zu den transnasalen Sonden direkt durch die Bauchdecke in den Gastrointestinaltrakt. Sie verursachen daher keine mechanische Reizung im Nasen-Rachen-Raum. Psychische Probleme, die mit der offensichtlichen Stigmatisierung durch eine Nasensonde verbunden sind, können ebenfalls durch perkutane Sonden vermieden werden.

Ein weiterer entscheidender Vorteil der perkutanen Sonden liegt in der sicheren Plazierung des Sondenendes auch jenseits des Magens (duodenal/jejunal). Nicht nur Kau- und Schluckstörungen sondern auch andere mechanische und funktionelle Obstruktionen im Gastrointestinaltrakt können bei der endoskopischen oder operativen Plazierung umgangen werden. So muß zum Beispiel bei Magenmotilitätsstörungen, Anastomosen oder Stenosen die Ernährung nicht unterbrochen bzw. parenteral durchgeführt werden, wenn jenseits dieser kritischen Stelle enteral ernährt werden kann.

Perkutane Sonden sind sinnvollerweise indiziert, sobald die Ernährung über eine längere Zeit durchgeführt werden soll. Schluckstörungen nach apoplektischem Insult, Bewußtlosigkeit/Koma, apallisches Syndrom oder große abdominalchirurgische Eingriffe erfordern eine solche Langzeiternährung. In die Indikation sollten auch bevorstehende Ereignisse oder der zu erwartende Krankheitsverlauf einbezogen werden. So sollte rechtzeitig die Voraussetzung für eine enterale Ernährungstherapie geschaffen werden, wenn beispielsweise eine aggressive Antitumortherapie vorgesehen ist, die mit starker Gewichtsabnahme einhergeht. Auch ein stenosierendes Geschehen, das die Ernährung in absehbarer Zeit behindern wird (z.B. im Ösophagus) sowie schwere Mangelernährungszustände wie sie bei AIDS oder bei Mukoviszidose zu befürchten sind, können ein Grund zur rechtzeitigen Plazierung einer perkutanen Sonde sein.

Man unterscheidet perkutane Sonden nach ihren verschiedenen Methoden der Plazierung:

■ endoskopisch: die perkutane endoskopisch kontrollierte Gastrostomie (PEG)
■ operativ: die Feinnadelkatheterjejunostomie (FKJ)

Während die PEG für alle Patienten Anwendung findet, die eine Langzeiternährung benötigen und bei denen ein endoskopischer Eingriff möglich ist, wird die FKJ immer im Rahmen eines notwendigen abdominalchirurgischen Eingriffs plaziert.

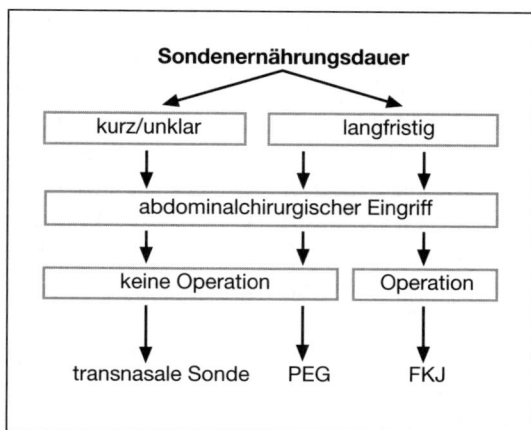

Abb. 5-3
Indikation von trans-
nasalen/perkutanen
Sonden

Perkutane endoskopisch kontrollierte Gastrostomie (PEG)

Die Technik der perkutanen endoskopisch kontrollierten Gastrostomie (PEG) wurde 1980 von den amerikanischen Ärzten Ponsky/Gauderer beschrieben und 1984 von Keymling modifiziert und als Fadendurchzugsmethode in Deutschland eingeführt. Sie ist heute als Standardverfahren zur enteralen Langzeiternährung etabliert und wird bei einer ganzen Reihe von Indikationen eingesetzt.

Die Indikation zur PEG kann bei allen Patienten gestellt werden, die über einen längeren Zeitraum nicht (ausreichend) essen und trinken können oder wollen. Was die jeweiligen Anwender unter einem längerern Zeitraum verstehen, ist bisher in der Praxis sehr uneinheitlich gehandhabt worden. In jüngster Zeit wird eine Ernährungsdauer von länger als drei bis vier Wochen bereits als Indikationsgrund zur PEG betrachtet. Mögliche Indikationen für die Anlage einer PEG können sein:

In der *Onkologie* (Stenosen im HNO-Bereich, andere Malignome mit Tumorkachexie, strahlenbedingte Mukositis); *Gastroenterologie* (Malignome im oberen GIT, Kurzdarmsyndrom, Morbus Crohn? (bisher: wegen des theoretischen Risikos einer Fistelbildung als Kontraindikation angesehen); *Neurologie* (Schluckstörungen verschiedener Genese, apallisches Syndrom, amyotrophe Lateralsklerose, Apoplexie); *Intensivmedizin* (polytraumatisierte Patienten, langzeitbeatmete Patienten); *Geriatrie* (senile Demenz, Alterskachexie) und *Pädiatrie* (Mukoviszidose, Mangelernährung und Gedeihstörungen unterschiedlicher Genese, Behinderungen).

Die Risiken einer PEG-Anlage sind vergleichsweise gering. Zwar wurde 1993 von Hull et al. eine methodenbedingte Letalität von 2 % angegeben, doch seine Studie beschränkte sich lediglich auf 49 Patienten, die außerdem bereits stark geschwächt waren (19). Die Angaben zur Letalität in anderen Arbeiten sind weitaus geringer. In einer Literaturverzeichnisanalyse von Vestweber 1992 wurden die Daten aus 120 Publikationen mit insgesamt 1779 Patienten (davon 1410 nach der Fadendurchzugmethode) ausgewertet (43). Gossner et al. legten 1995 eine retrospektive Studie über elf Jahre mit 1182 Patienten (ebenfalls Fadendurchzugmethode) vor (14). In den beiden Arbeiten wird die Letalität mit 0,3 % bzw. 0,5 % angegeben.

Als schwerwiegende Komplikationen können Perforation oder Fehlpunktion sowie Peritonitis und Blutungen auftreten. Auch hier liegt die Inzidenz unter 1 %. Zu den leichteren Komplikationen gehören: Wundinfektionen, Rötung, Druckschmerz, Pneumoperitoneum, Leckage, Dislokation und peritoneale Reizung (15). Die lokalen Wundinfektionen stehen bei den PEG-assoziierten Frühkomplikationen (<30 Tage nach Anlage der PEG) mit 8,6 % an erster Stelle, was die Bedeutung einer sorgfältigen Wundversorgung besonders in der ersten Zeit unterstreicht. Auch bei den Spätkomplikationen (>30 Tage nach Anlage der PEG) spielen diese mit 4,1 % noch eine bedeutende Rolle, so daß die Qualität der Pflege gar nicht hoch genug eingeschätzt werden kann. Ebenfalls bedeutsam bei den später auftretenden Schwierigkeiten sind mechanische Probleme wie Sondenbruch (2,4 %) und Sondenokklusion (3,0 %) (14;43). Insbesondere die Sondenverstopfung kann durch gute Pflege, d. h. regelmäßiges und gründliches Spülen vermieden werden.

Hinzu können noch ernährungsspezifische Komplikationen kommen, die allerdings in keinem direkten Zusammenhang mit der Anlage der PEG stehen. Befindlichkeitsstörungen wie Völlegefühl, Übelkeit, Metorismus etc., außerdem Erbrechen, Aspiration, Diarrhoe, Obstipation sind ebenso auch bei der enteralen Ernährung über Nasensonden möglich. Komplikationen dieser Art werden in Kapitel 7 näher beschrieben.

Die weitaus überwiegende Zahl der Publikationen beschäftigt sich mit der Fadendurchzugsmethode, da es nach wie vor das in der Praxis am häufigsten angewandte Verfahren darstellt. Inzwischen kamen zu der Fadendurchzugmethode nach Keymling noch einige andere Techniken und neue Verfahren hinzu. Dazu gehören die Direktpunktionsmethode sowie sogenannte Button-Austauschsets.

So werden von der Industrie in jüngster Zeit ergänzend zu der PEG nach Fadendurchzugsmethode Button Sets als Austauschsysteme angeboten. Es handelt sich dabei um kurze Sonden, die flach auf der Bauchdecke mit einem „Button" abschließen und innen von einem Rückhalteballon fixiert werden. Diese Sonden sollen bei Kindern und mobilen Patienten als weniger sichtbare und störende Sonde eingesetzt werden. Sie erfordern grundsätzlich eine herkömmliche PEG als erste Sonde und werden dann später durch den vollständig ausgebildeten Sondenkanal in der Bauchdecke ohne erneute Endo-

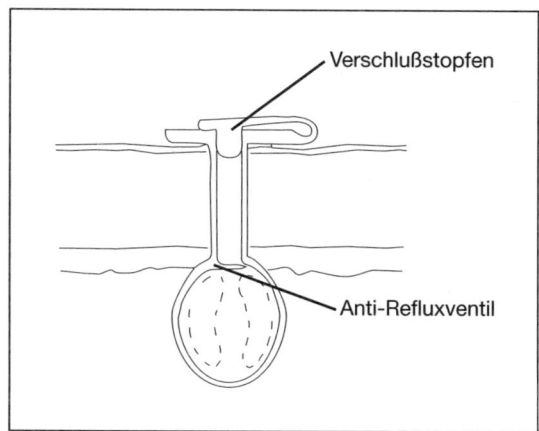

Abb. 5-4
Button-Anlage

skopie ausgetauscht. Eine verstopfte PEG kann ebenfalls auf diese Weise ersetzt werden.

Als alternative Methode zum Legen einer perkutanen Sonde ist die Direktpunktion zu nennen. Hierbei weist die Sonde selbst eine Spitze auf, mit der direkt in den Magen punktiert werden kann. Auch dies sollte aufgrund der Perforationsgefahr der gegenüberliegenden Magenwand („Zeltdacheffekt") auf keinen Fall ohne endoskopische Kontrolle geschehen. Anschließend wird mit warmen Wasser die sogenannte „Memoryrückhaltespirale" der Sonde aktiviert, die als innere Fixierung dienen soll. Diese Methode konnte sich in Deutschland nicht durchsetzen (43).

Als Sondenmaterialien kommen ebenfalls Polyurethan oder Silikon zur Anwendung. Die jeweiligen Eigenschaften dieser Stoffe sind im Kapitel 5.1.2 bereits ausführlich beschrieben. Unterschiede zwischen den verschiedenen Anbietern bestehen weiterhin in der Art und Konstruktion der inneren und äußeren Halteplatte sowie der Anschlüsse. Die innere Halteplatte darf keine Verletzungsgefahr beim Durchzug oder während der Liegezeit darstellen. Die äußere Halteplatte sollte für einen einwandfreien Verbandswechsel jederzeit zu lösen und zu verschieben sein. Positionsmarkierungen auf der Sonde zur Kontrolle von Dislokation, zusätzliche Verschlußklemmen, leichte und sichere Handhabung der Anschlüsse, keine Verwechslungsmöglichkeit mit intravenösen Applikationsbestecken, Röntgenkontrastfähigkeit der Sonde und inneren Halteplatte sind Merkmale, die aus pflegerischer Sicht qualitativ von Bedeutung sind. Auch hier sollte von seiten der beteiligten Endoskopieabteilung und der Pflegestationen ein Handhabungstest über die Wahl der Sonde entscheiden. Einen Überblick über die entsprechenden Anbieter in Deutschland gibt die nachfolgende Tabelle.

Tab. 5-3 Marktübersicht PEG und Button Sets

Hersteller	Material	Sondengröße (CH)	Plazierungsmethode	Form der inneren Halteplatte	Äußere Halteplatte	Sondenanschluß	Klemmverschluß	Röntgenkontrastfähigkeit	Positionsmarkierungen	Duodenalsonde als Ergänzung
Abbott	Silikon (Jejunalsonden aus PU)	16; 18; 20; 22	Fadendurchzugsmethode; Vorschubverfahren; laparoskopische Plazierung; Buttonaustauschset	je nach System: dreieckig, rund oder Ballon	Platte wird ohne Fixierung aufgeschoben	Trichter	nein	nur Jejunalsonden	ja	ja
Fresenius	PU	9; 15	Fadendurchzugsmethode	rund	mit Clipverschluß zu öffnen	Luer-Lock mit Trichteradapter	ja	ja	ja	ja
Nestlé Clinical Nutrition	PU	14	Fadendurchzugsmethode	Kleeblatt	mit Clipverschluß zu öffnen	Trichter	ja	ja	ja	nein
Novartis Nutrition	Silikon	15; 22	Fadendurchzugsmethode	Kleeblatt	Arretierungsband (nicht zu lösen)	Trichter	nein	ja	ja	ja
Pfrimmer Nutricia	PU	10; 14; 18	Direktpunktion; Fadendurchzug; Buttonaustauschset	Kleeblatt; Ballon	mit Clipverschluß zu öffnen	Trichter	ja	ja	ja	ja

Eine Kontraindikation für die Anlage einer PEG besteht in folgenden Situationen:

- fehlende Diaphanoskopie (Endoskopielicht von außen auf der Bauchdecke nicht sichtbar)
- Blutgerinnungsstörungen
- schwere Wundheilungsstörungen
- Peritonitis
- Aszites (15)

Feinnadelkatheterjejunostomie

Bei der Feinnadelkatheterjejunostomie (FKJ) handelt es sich um eine weitere Methode der perkutanen Sondenplazierung, die statt auf endoskopischem Wege operativ im Rahmen eines abdominalchirurgischen Eingriffs erfolgt. Muß der Patient während der postoperativen Phase einige Zeit künstlich ernährt werden und/oder weist er bereits Defizite in seinem Ernährungsstatus auf, so bietet sich die enterale Ernährung über eine FKJ an. Im Gegensatz zu früheren Auffassungen besteht eine postoperative Atonie im Gastrointestinaltrakt nur sehr begrenzt und stellt daher keine Kontraindikation zur früh postoperativen Ernährung in den Dünndarm dar. Zwar besteht nach einer Laparotomie etwa 24 Stunden eine Entleerungsstörung des Magens und auch die Dickdarmmotilität ist für 2–4 Tage beeinträchtigt, doch der Dünndarm bleibt in seiner Motilität und Absorptionsfähigkeit weitgehend funktionsfähig und kann so auch zur enteralen Ernährung sehr früh benutzt werden (16). Als Indikationen für eine Plazierung der FKJ gelten:

- proximale Anastomosen bei großen Eingriffen an: Ösophagus, Magen, Duodenum, Pankreas, Leber, Gallenwegen
- distale Anastomosen bei großen Eingriffen am Dünn- und Dickdarm
- polytraumatisierte Patienten bei Laparotomie
- Operationen bei Tumorpatienten vor Chemo- oder Strahlentherapie (16;30)

Die FKJ kann gegenüber einer nasoenteralen Sonde sehr viel tiefer und vor allem sicherer vor Dislokation in den Dünndarm gelegt werden. Diese Methode bietet nach großen Eingriffen somit eine wichtige Ergänzung zur totalen parenteralen Ernährung. Da in der ersten Phase häufig die Verträglichkeit eine vollständige enterale Substratzufuhr verbietet, wird üblicherweise eine tröpfchenweise enterale Ernährung (20–25 ml/h) mit einer (gegebenenfalls bedarfsdeckenden) parenteralen Nährstoffsupplementierung kombiniert. Somit wird einerseits durch die enterale Zufuhr die Integrität des Gastrointestinaltrakts aufrechterhalten und andererseits durch die parenterale Ernährung eine sichere Versorgung gewährleistet (17).

Nicht in jedem Fall ist die Plazierung einer FKJ sinnvoll. Folgende Kontraindikationen sind zu beachten:

- Peritonitis
- Aszites
- Strahlenenteritis
- Ileus
- chronisch entzündliche Darmerkrankungen (?)
- Pankreatitis (?)

Über die Inzidenz von Komplikationen bei und nach Anlage einer FKJ finden sich wiedersprüchliche Angaben in der Literatur. Die Rate der FKJ-bedingten Komplikationen wird in einer neueren Übersichtsarbeit von Myers et al. auf 4,14 % beziffert. Als schwerwiegende Komplikationen der FKJ-Anlage werden Darmobstruktion, Fistelbildung, intraabdominale Infektionen und Dislokation der Sonde mit nachfolgender Ansammlung von Sondennahrung im Bauchraum genannt (32). In einer Studie von Eddy et al. beobachteten die Autoren eine hohe Zahl derartiger Komplikationen (8 %), führten dies jedoch teilweise auf Faktoren zurück, die mit der Art ihres Patientengutes im Zusammenhang stehen. In der Studie wurde die FKJ routinemäßig zur enteralen Ernährung von Traumapatienten gelegt. Aufgrund dieser erschreckend hohen Zahl von Komplikationen beim *routinemäßigen* Einsatz der FKJ sehen sie in ihrer Praxis die Notwendigkeit einer differenzierteren Indikationsstellung zwischen PEG, FKJ und transnasalen Sonden für Traumapatienten (9). Andere Studien an abdominalchirurgischen Patienten oder einem gemischten Patientengut fanden zum Teil niedrigere Komplikationsraten. Myers et al. selbst fanden nur eine Komplikationsrate von 1,69 % bei 2022 Patienten. Sie verweisen in diesem Zusammenhang auf die bestehenden Risiken der Methode, insbesondere aber auch auf die Bedeutung der Erfahrung im Umgang mit der FKJ und der früh postoperativen Ernährung. Sie fanden beim Vergleich in der Literatur die niedrigsten Komplikationsraten je größer die betrachtete Patientenzahl und somit die Erfahrung des Teams in der jeweiligen Studie war (3 % bei Studien mit mehr als 150 Patienten).

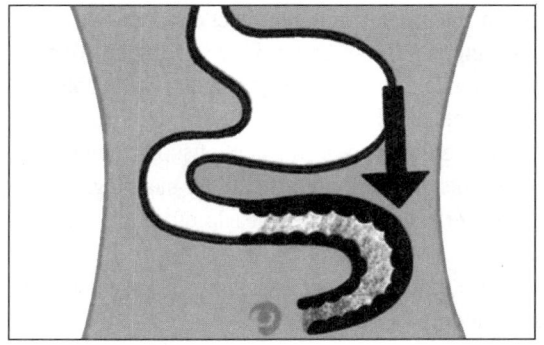

Abb. 5-5
Wahl des Punktes für die Feinnadelkatheterjejunostomie (linker Oberbauch). Abb. 5-5 bis 5-13 Fresenius AG, Bad Homburg.

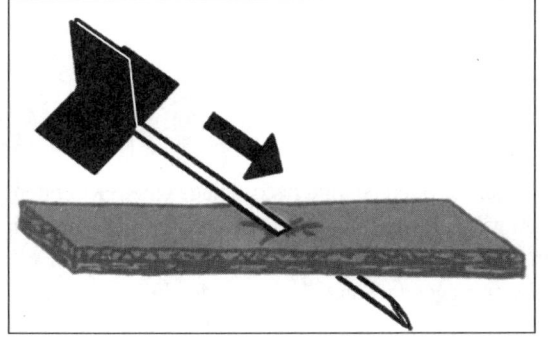

Abb. 5-6
Durchstechen der Bauchdecke (von kranial nach kaudal) mittels der Splitkanüle. Dabei wird die Sonde durch die Splitkanüle eingeführt.

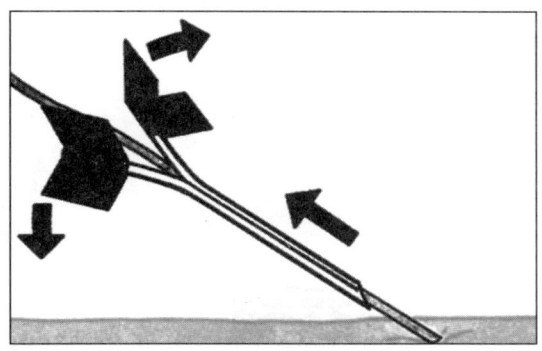

Abb. 5-7
Zurückziehen der Splitkanüle. Die Griffplatten werden auseinandergedrückt, aufgebrochen und entfernt.

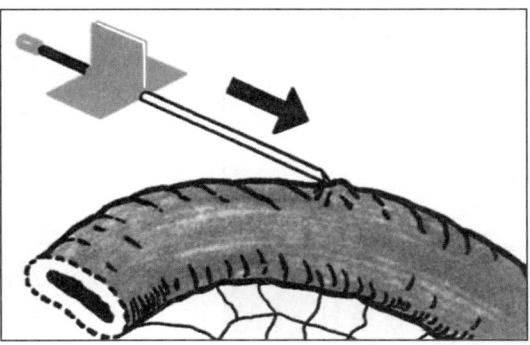

Abb. 5-8
Die zu punktierende Jejunalschlinge wird ange-spannt und die Sonde wird (in der Nähe des Treitzschen Bandes) mit der Splitkanüle bei zurückgezogenem Mandrin schräg bis in die Sub-mukosa eingestochen. Dabei sollte die Sonden-spitze distal zum Treitzschen Band liegen.

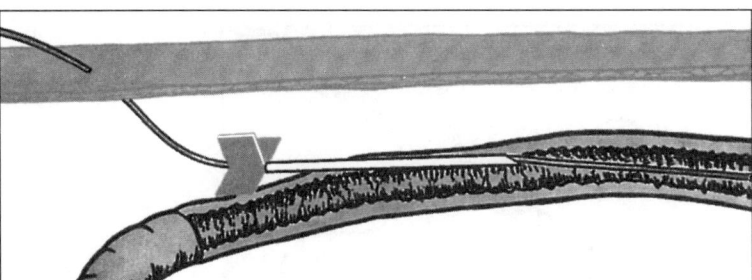

Abb. 5-9
Vorschieben des (stumpfen) Mandrins um ca. 10–12 cm. Der Mandrin wird entfernt und die Stichkanüle in den Darm eingesto-chen.

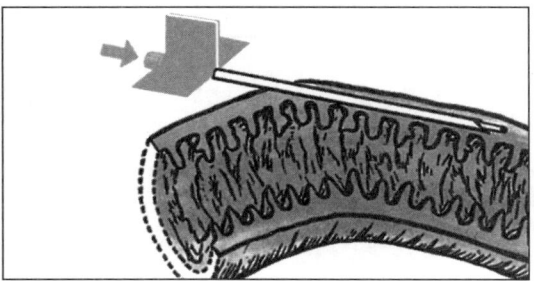

Abb. 5-10
Die Sonde wird ca. 10–12 cm (bis die zweite Markierung verschwunden ist) vorgeschoben.

Abb. 5-11
Die Splitkanüle wird
zurückgezogen, aufge-
brochen und entfernt.

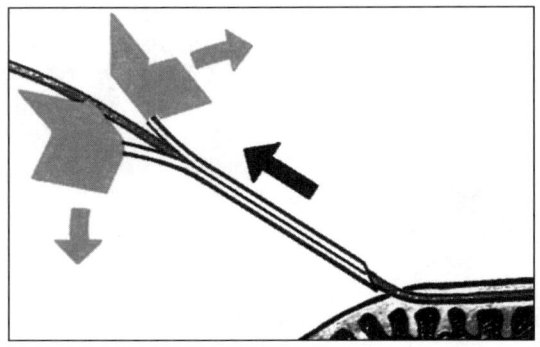

Abb. 5-12
Die Abdichtung und
Befestigung der
Darmschlinge erfolgt
mittels resorbierbaren
Tabaksbeutelnähten.

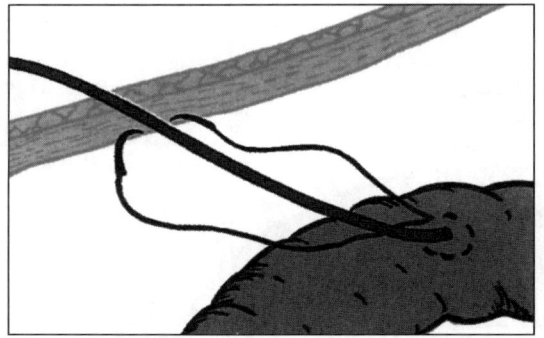

Abb. 5-13
Fixierung der Sonden-
platte: Halteplatte
anlegen und auf der
Bauchdecke sichern
(Andrücken des gel-
ben Knopfes und
Bauchdeckenbefesti-
gung).

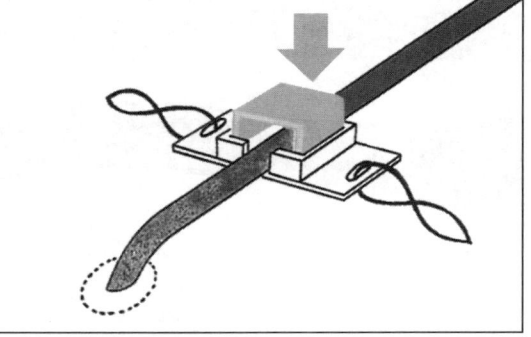

5.2 Applikationshilfen

Das Angebot an Applikationshilfen für die Sondenernährung ist nur schwer zu überblicken. Man unterscheidet zunächst drei Möglichkeiten zur Verabreichung von enteralen Substraten:

- Blasenspritze
- Schwerkraftapplikation
- Pumpenapplikation

Die Blasenspritze ist mit erheblichen Nachteilen verbunden und sollte nur noch in Ausnahmefällen sowie ausschließlich bei gastraler Sondenlage zur Gabe von Sondennahrung verwendet werden. Mit der Blasenspritze kann das Substrat als Bolus in Portionen von 50–200 ml verabreicht werden. Eine Bolusgabe darf ebenso wie die kontinuierliche Applikation nicht zu schnell erfolgen, da es andernfalls zu einem Dumping-Syndrom kommen kann. Die Applikation per Blasenspritze verleitet allerdings zu einem schnellen Einspritzen oder würde bei korrekter Handhabung sehr viel Zeit erfordern (z. B. 100 ml in 10 min). Wurde die Sonde duodenal oder jejunal plaziert, so ist die Applikation per Blasenspritze wegen der Gefahr des Dumping-Syndroms ohnehin kontraindiziert.

Die Schwerkraftapplikation ist eine relativ preiswerte und unkomplizierte Möglichkeit zur kontinuerlichen Ernährung. Es können außerdem auch Nahrungsboli gegeben werden, indem die Zufuhr nach einer bestimmten Menge unterbrochen wird. Diese Art der Bolusgabe ist gegenüber der Blasenspritze langsam, kann zumindest über die Rollenklemme kontrolliert werden und ist weitgehend gut verträglich. Die Schwerkraftapplikation eignet sich v. a. für immobile Patienten, denn der Patient ist während der Ernährung an einen Infusionsständer gebunden. Von Nachteil ist, daß die Kontrollfunktion der Rollenklemme nicht sehr genau auszuführen ist. Sie gewährleistet keine dauernde Einhaltung einer exakten Zufuhrgeschwindigkeit.

Bei Patienten, die eine große Genauigkeit und Kontrolle während der Substratzufuhr benötigen, sollte eine Ernährungspumpe eingesetzt werden. Dies ist der Fall bei Patienten mit duodenaler/jejunaler Sondenlage, während der Einschleichphase, postoperativ, nach längerer Nahrungskarenz/parenteraler Ernährung oder Kurzdarmsyndrom. Extrem langsame Zufuhrgeschwindigkeiten (20–25 ml/h) wie sie in diesen Situationen größtenteils erforderlich sind, können nur durch eine Pumpe gewährleistet werden.

Während beim Einsatz von Ernährungspumpen im stationären Bereich und insbesondere in der Intensivmedizin Sicherheit, Genauigkeit und Kontrolle im Vordergrund stehen, ist der Mobilitätsaspekt für den ambulanten

Bereich zu nennen. Hier liegt ein weiterer wichtiger Anwendungsbereich von Ernährungspumpen. Kleine Ernährungspumpen, die in Umhänge- oder Gürteltaschen am Körper zu tragen sind, bieten große Mobilität für ambulante und aktive Patienten.

5.2.1 Überleitsysteme

Die Applikation der Nahrung kann je nach den Gegebenheiten im häuslichen oder stationären Bereich auf verschiedenen Wegen erfolgen. Man unterscheidet folgende drei technische Möglichkeiten:

- ■ direkte Applikation aus der Flasche
- ■ Applikation des Substrats aus Beutel-/Kontainerüberleitsystemen
- ■ fertig mit Substrat befüllte und konnektierbare Behälter

Für alle genannten Varianten bietet die Industrie jeweils zwei Arten von Systemen an: zum einen für die Schwerkraft, zum anderen für die Pumpenapplikation. Eine feste Richtlinie für die Verwendung einer bestimmten Möglichkeit gibt es nicht. So ist die Verwendung von Beuteln bei ambulanten Pumpen wegen des Gewichts und der Unterbringung am Körper notwendig. Vorgefüllte Behälter können kontaminationsärmer gehandhabt werden, als es beim Umfüllen in Beutel/Kontainer der Fall ist (3;7). Sie erlauben daher auch eine längere Hängezeit, was besonders bei langsamen Zufuhrraten sinnvoll ist. Länger als 24 Stunden sollten allerdings auch diese Systeme nicht am Patienten verbleiben, da eine Kontamination im Schlauch aufsteigen kann (25). Bei Verwendung eines größeren Substratbehälters (1000 ml) entfällt Pflegezeit durch das Wechseln der Flaschen (500 ml). In jedem Fall sollte auch hier wieder ein Anwendungstest entscheiden, bei dem die jeweiligen Bedürfnisse des Patienten und Pflegepersonals berücksichtigt werden. Hinzu kommen ökonomische Kriterien sowie Aspekte der Sortimentsbegrenzung und Bevorratung von Material.

Eine Reihe von Merkmalen wird als sinnvoll für Applikationssysteme erachtet:

- ■ keine Kompatibilität zu intravenösen Bestecken (!)
- ■ Maßeinteilung zum Ablesen der bereits applizierten/noch zu verabreichenden Menge
- ■ Tropfkammer (Verringerung der aufsteigenden Kontamination)
- ■ Rollenklemme zur Einstellung/Unterbrechung der Zufuhr
- ■ fester Einfüllstutzen bei Beuteln (möglichst oben zum besseren Einfüllen)

- ausreichend langer Schlauch (v. a. bei Schwerkraftapplikation)
- Zuspritzmöglichkeit zur Applikation von Flüssigkeit/Medikamenten

Die Inkompatibilität mit allen i. v.-Systemen ist eine unbedingte Notwendigkeit, da bei einer versehentlichen intravenösen Applikation von Sondennahrung lebensbedrohliche Komplikationen auftreten. Bei einem Test sollte in jedem Fall überprüft werden, daß keine Möglichkeit zur Konnektierung des Systems an peripher- oder zentralvenöse Katheter besteht. Eine Reihe von Herstellern bietet ihre Systeme aus diesem Grund mit einem negativen Luer-Lock- Anschluß an, der nicht auf den gleichartigen negativen i. v.-Anschluß paßt. Dennoch sollte beispielsweise auf kleine Spitzen von Trichteransätzen geachtet werden, damit auch durch „Basteln" einer ungeschulten Person keine Verbindung hergestellt werden kann.

5.2.2 Enterale Ernährungspumpen

Der Einsatz von Ernährungspumpen ist von der Sondenlage (duodenal), dem jeweiligen Patientenspektrum, den zu erwartenden Komplikationen, wirtschaftlichen Aspekten und Schulung des Pflegepersonals bzw. der Angehörigen abhängig. Enterale Ernährungspumpen bieten ein Höchstmaß an Sicherheit und Genauigkeit für die Kontrolle der Zufuhrgeschwindigkeit. Der Gebrauch einer Ernährungspumpe trägt daher in bestimmten Situationen zur Vermeidung möglicher Komplikationen bei und erspart somit Pflegeaufwand und höhere Kosten. Sie sollten überall dort eingesetzt werden, wo eine exakte Einhaltung der Zufuhrrate erforderlich ist.

Andererseits entstehen durch die Ernährungspumpe auch Kosten (Anschaffung, teurere Systeme, Strom) und Aufwand (Schulung, Wartung, Reparaturen). Möglicherweise stehen auch persönliche Gründe des Patienten oder der Angehörigen einer pumpenassistierten Ernährung entgegen. Diese Faktoren sollten entsprechend der jeweiligen Situation mitberücksichtigt werden. Nur dann kann eine Pumpe ihren Möglichkeiten entsprechend auch in effizienter Weise genutzt werden.

Ein sorgfältiger Umgang mit der Ernährungspumpe und Beachtung der Gebrauchsanleitung ist ebenfalls die Voraussetzung hierfür. Infusionspumpen, wie sie in der parenteralen Ernährung verwendet werden, sind aus technischen Gründen für die hochviskösen enteralen Substrate ungeeignet. Nicht zuletzt verbietet auch der um ein vielfaches höhere Preis einen kostenbewußten Einsatz dieser Pumpen.

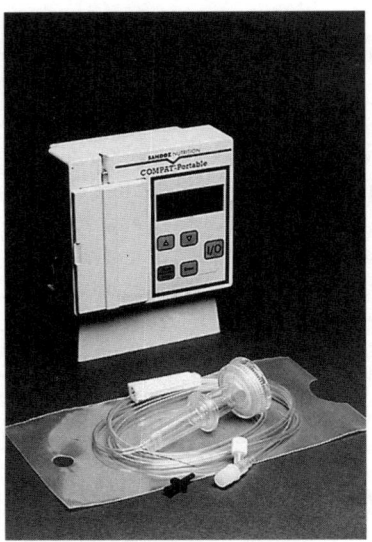

Ernährungspumpen sind neben ihren Vorteilen auch mit einigen negativen Aspekten behaftet, die bei der Anschaffung und Nutzung ebenfalls Beachtung finden sollten. Einen Überblick über die Vor- und Nachteile von Ernährungspumpen gibt die folgende Tabelle.

Tab. 5-4 Vor- und Nachteile von enteralen Ernährungspumpen

Vorteile	
Verbesserung der gastrointestinalen Verträglichkeit	■ keine plötzliche und unkontrollierte Erhöhung der Zufuhrgeschwindigkeit ■ geringe Gefahr von Komplikationen (Dumping Syndrom/ Diarrhoe/Aspiration)
Verringerung des Pfegeaufwands	■ weniger Kontroll-/Überwachungszeit ■ seltener Sondenverstopfung ■ weniger Pflegezeit durch Komplikationen
Exaktheit/Sicherheit	■ bei sehr niedrigen Zufuhrraten ■ bei duodenaler Sondenlage ■ bei Patienten mit empfindlichem Gastrointestinaltrakt
Verbesserung der Fließeigenschaften	■ bei viskösen Substraten: v. a. ballaststoffreiche oder hochkalorische (1,5 kcal/ml) ■ bei dünnlumigen Sonden
Verbesserung der metabolischen Toleranz	■ kontinuierliche Zufuhr aller Nährstoffe ■ v. a. bei Störungen der Glucosetoleranz

Tab. 5-4 (Fortsetzung)

Nachteile	
Einschränkung der Mobilität	■ bei stationärer Pumpe ■ kann auch bei mobiler Pumpe vom Patienten als einschränkend empfunden werden, so daß intermittierende oder nächtliche Zufuhr zu erwägen sind
Kosten	■ Anschaffungskosten ■ in der Regel höhere Kosten der Überleitsysteme ■ Strom- und Wartungskosten ■ Reparaturkosten
Gefahr von Vernachlässigung	■ Überprüfung der Ernährung auch bei pumpenassistierter Ernährung notwendig ■ Zuwendung zum Patienten kann unbemerkt verringert werden

Bei der Auswahl einer bestimmten Ernährungspumpe sind wiederum die Gegebenheiten und Anforderungen der stationären oder häuslichen Situation zu berücksichtigen. Die Pumpen der verschiedenen Hersteller bringen unterschiedliche Eigenschaften und Funktionen mit. Je nach erforderlicher Größe (ambulanter oder stationärer Gebrauch) und benötigten Alarm- und Einstellungsmöglichkeiten (z. B. in der Intensivmedizin) sollte die für diesen Zweck angebotene Pumpe in der Handhabung getestet werden. Die folgende Checkliste kann dabei als Hilfestellung zur Überprüfung einer Pumpe in der Praxis dienen.

Tab. 5-5 Checkliste für Ernährungspumpen

Äußere Merkmale:
- Größe: nur stationär oder auch ambulant einsetzbar?
- Gewicht (bei ambulantem Gebrauch): leicht genug?
- Befestigung (bei stationärem Gebrauch): funktionsgerecht (Wandschiene, Infusionsständer, Stativ)?
- Ausstattung für ambulanten Gebrauch (Tasche, Gürteltasche, Rucksack etc.): funktionell und bequem?

Funktionen:
- Netzbetrieb: Speicherung von Förderdaten im ausgeschalteten Zustand?
- Akku-/Batteriebetrieb: Betriebszeit? Ladezeit?

Alarme:
- Alarmfunktionen: ausreichend?
- Okklusionsalarm?
- Schlauch-leer-Alarm?
- Batterie-leer-Alarm?
- Fehlbedienungsalarm?
- Alarmart: visuell/akustisch?
- Lautstärke: ausreichend? einstellbar?

Programme:
- Bolusfunktion und/oder Dauertropf?
- Zufuhrgeschwindigkeit: Förderbereich ausreichend?
- Gesamtmenge/Tagesdosis: einstellbar?
- Anzeige des verabreichten Volumens: abrufbar?

Handhabung:
- Einlegen des Systems: leicht oder umständlich?
- Programmierung: leicht erlernbar? zeitaufwendig?
- Fehlalarme: häufig?
- Tastatur: gut zu bedienen?
- Anzeige: leicht zu lesen?
- Reinigung: desinfektionsmittelbeständig? spritzwassergeschützt?

Service des Herstellers:
- Schulung und Einweisung von Pflegepersonal/Angehörigen?
- Kundendienst?
- Zubehör: umfangreiches Angebot? nachrüstbar?
- Probestellung möglich?
- Hotline bei Problemen?

Kosten:
- Anschaffungspreis?
- Folgekosten: Systeme? Wartung? Reparatur?

Tab. 5-6 Marktübersicht: enterale Ernährungspumpen

Hersteller	Name	Einsatzgebiet	Funktionen	Alarme	Förderbereich	Zubehör
Abbott	Flexiflo Companion	ambulant, stationär	Dauertropf	optisch, akustisch	5–300 ml/h	Umhängetasche, Tischständer
Braun	Enteroport	ambulant, stationär	Dauertropf	akustisch	20–240 ml/h	Stativ mit Klemme, Umhängetasche
Fresenius	Frentamat	stationär	Dauertropf, Bolus	akustisch	Dauertropf: 1–450 ml/h Bolus: 5–450 ml Intervalle: 1–6 h	Beutelaufhänge-vorrichtung
Fresenius	Sondomat	ambulant	Dauertropf	akustisch	10–300 ml/h	Tischständer, Umhängetasche, Gürteltasche
Nestlé Clinical Nutrition	salvimat	ambulant, stationär	Dauertropf	akustisch	20–240 ml/h	Stativ mit Klemme, Umhängetasche
Novartis	Compat-Standard	stationär	Dauertropf	akustisch	1–295 ml/h	Tischständer
Novartis	Compat-Handy	ambulant	Dauertropf, Bolus	akustisch, integrierter Schwesternruf und PC-Schnittstelle	1–999 ml/h Intervalle: 1–6 h	Schraubhalterung
Pfrimmer-Nutriticia	Nutromat	ambulant, stationär	Dauertropf, Bolus	akustisch, optisch	Dauertropf: 10–240 ml/h Bolus: 20–500 ml	Schraubhalterung, Propfensensor, Tragetasche

5.3 Enterale Substrate

Flüssige Nahrungen zum Einsatz in der enteralen Ernährung werden als Sub-strate bezeichnet. Sie beinhalten sowohl Sonden- als auch Trinknahrungen zur vollständigen oder ergänzenden Ernährung. Letztere werden auch Sup-plemente genannt und können zur Deckung eines erhöhten Energie- und/ oder Proteinbedarfs eingesetzt werden.

Enterale Diäten stehen heute in gebrauchsfertiger Form in breiter Aus-wahl zur Verfügung, so daß die Entscheidung für die richtige Nahrung einige grundlegende Kenntnisse über die Unterscheidungsmerkmale und speziellen Inhaltsstoffe erfordert. Die Auswahl des geeigneten Substrats erfolgt nach den jeweiligen Erfordernissen des Patienten auf der Basis folgen-der Kriterien:

- gastrointestinale Toleranz des Patienten
- Nährstoff- und Flüssigkeitsbedarf (bzw. -restriktion)
- zugrunde liegende Erkrankung des Patienten

Die entsprechenden Eigenschaften, Zusammensetzungen und Merkmale der enteralen Substrate werden im folgenden beleuchtet.

5.3.1   Charakteristik von enteralen Substraten

Enterale Substrate werden im rechtlichen Sinn als „bilanzierte Diäten" bezeichnet. Der Begriff bilanzierte Diäten ist definiert durch die Diätverordnung § 12 b) im Rahmen des Lebensmittel- und Bedarfsgegenständegesetzes (LMBG). Alle industriell hergestellten Trink- und Sondennahrungen unterliegen dieser Verordnung. Die Diätverordnung schreibt für alle Vitamine, Mineralstoffe und Spurenelemente genaue Mindest- und Höchstmengen vor, die in der jeweiligen Tagesdosis einer bilanzierten Diät eingehalten werden müssen. Man unterscheidet in der Verordnung zwischen bilanzierten Diäten zur „vollständigen" oder zur „ergänzenden" Ernährung. Diese Bezeichnungen müssen auf dem Etikett vermerkt sein und geben einen ersten wichtigen Hinweis auf den Anwendungsbereich. Während die Substrate zur vollständigen Ernährung *alle* Mindest- und Höchstmengen einhalten müssen, können die Diäten zur ergänzenden Ernährung davon abweichen. So können sie z. B. nur ausgewählte Vitamine, Mineralstoffe und Spurenelemente enthalten und werden dementsprechend als Supplement eingesetzt.

Durch diese Rechtsgrundlage gewährleisten die industriell angebotenen Nahrungen zur vollständigen Ernährung in der Regel eine volle Bedarfsdeckung mit allen Mikronährstoffen. Die Gefahr, daß Mangelzustände durch die enterale Ernährung ausgelöst werden, besteht normalerweise nicht. (Ausnahmen bilden solche Situationen, in denen ein erhöhter Bedarf oder erhöhte Verluste hinzukommen, die nach ärztlichem Ermessen zusätzlich supplementiert werden müssen.) Selbsthergestellte Sondennahrung („Küchensonde") erfüllt diese gesetzlich festgelegten Anforderungen an eine vollständige Bilanzierung der Mikronährstoffe nicht.

Über die rechtliche Definition hinaus können enterale Substrate nach ihren Nährstoffkomponenten und ihrem Anwendungsbereich in fünf Kategorien eingeteilt werden:

- hochmolekulare Substrate (früher: „nährstoffdefinierte Diäten" = NDD)
- niedermolekulare Substrate (früher: „chemisch definierte Diäten" = CDD)
- krankheitsspezifische Substrate
- Supplemente
- selbst hergestellte Sondennahrung („Küchensonde")

Hochmolekulare Substrate

Die weitaus überwiegende Zahl der Sondennahrungen gehört zu dieser Gruppe. Die Bezeichnung hochmolekular erklärt sich aus der Zusammensetzung, bei der das Protein in seiner vollständigen Molekülstruktur (d. h. nicht abgebaut) als natives (natürliches) Protein vorliegt. Kohlenhydrate werden in der Regel als Maltodextrin zugesetzt, einer Mischung von leicht resorbierbaren Kohlenhydraten, die aus Maisstärke gewonnen wird. Vereinzelt finden sich auch Diäten mit Fructose (Fruchtzucker) oder Sorbit und Xylit (Zuckeralkohole) als Zuckeraustauschstoffe. Saccharose kann aus Geschmacksgründen ebenfalls in der Kohlenhydratkomponente zugesetzt sein (11).

Die Fettkomponente besteht überwiegend aus natürlichen pflanzlichen Ölen, die eine bedarfsdeckende Versorgung mit essentiellen Fettsäuren gewährleisten. Einige Substrate enthalten darüberhinaus auch einen Anteil an MCT-Fett, das allerdings keine essentiellen Fettsäuren enthält und deshalb nicht die einzige Fettquelle darstellen darf. Die Abkürzung MCT steht für „middle chain triglycerides" (mittelkettige Triglyzeride). Es handelt sich dabei um Fette, deren Fettsäuren kürzer (6–12 C-Atome) sind als die in pflanzlichen Ölen überwiegend vorkommenden langkettigen Fettsäuren (>12 C-Atome). MCT-Fett kann auch bei einem Mangel an Gallensäuren und Lipase im Dünndarm emulgiert und gespalten werden. Die sogenannte Mizellenbildung (bestimmte Anordnung der nicht-wasserlöslichen Moleküle mit wasserlöslichen Gallensäuren) ist – im Gegensatz zur Verdauung langkettiger Fettsäuren – für die Spaltung und die Aufnahme von MCT-Fett aus dem Darm nicht nötig. Speziell bei Patienten mit verminderter Gallesekretion oder exokriner Pankreasinsuffizienz kann so die Fettverdauung und -resorption entscheidend verbessert werden. Die erleichterte Fettdigestion von MCT-Fett kommt aber auch Patienten mit insgesamt eingeschränkter Verdauungsleistung (Zustand nach Dünndarmresektion, Strahlenenteritis, gluteninduzierte Enteropathie etc.) zugute. Eine weitere Besonderheit von MCT-Fett ist die direkte Aufnahme ins Blut statt in die Lymphbahn. Es eignet sich daher auch für Patienten bei Erkrankungen mit gestörtem Lymphabfluß.

Neben den Vorteilen von MCT sind auch einige Nachteile zu nennen, so daß der Einsatz von MCT nicht völlig kritiklos erfolgen sollte. Da MCT-Fett rasch gespalten werden kann, kommt es bei der Zufuhr großer Mengen unter Umständen zu Durchfällen und Blähungen. Bei Patienten mit Ketose oder Azidose besteht eine Kontraindikation für MCT-Fett, da sie eine ketogene Wirkung haben, also zu einer vermehrten Bildung von Ketonkörpern beitragen. Erwähnenswert sind außerdem der (geringfügig) niedrigere Energiegehalt als von „normalem" Fett und die etwas schlechtere Geschmacksqualität.

Hochmolekulare Substrate sind mit oder ohne Ballaststoffe erhältlich. Ballaststofffreie Diäten, wie sie früher standardmäßig zur Anwendung kamen, gelten für die meisten Anwendungsgebiete der enteralen Ernährung als überholt. Sie sollten speziellen Situationen vorbehalten bleiben, in denen eine Kontraindikation für Ballaststoffe besteht (z.B. prädiagnostische/präoperative Darmreinigung). Ballaststoffe erfüllen während enteraler Ernährung ebenso wie in der herkömmlichen Ernährung des gesunden Menschen wichtige Funktionen im Darm (s. Kap. 5.2.3). Sie werden für die meisten enteralen Substrate daher als notwendig angesehen und sollten in einer Standardsondennahrung enthalten sein (35).

Die angebotene Palette der hochmolekularen Substrate umfasst eine ganze Reihe von sehr verschiedenen Sondennahrungen. Entsprechend groß ist auch die Zahl der möglichen Indikationen. Grundsätzlich sollte für diese Art der Sondennahrung der Magen-Darm-Trakt keine schwerwiegende Funktionseinschränkung haben. Vorraussetzung für die Indikation zu einer hochmolekularen Diät ist in jedem Fall eine intakte Digestion und Absorption der Nährstoffe. Insbesondere die Proteinverdauung muß gewährleistet sein, da Protein – anders als in niedermolekularen Substraten – in „unverdauter" Form zugeführt wird. Die endgültige Auswahl der richtigen Nahrung sollte von der Zusammensetzung im einzelnen abhängig gemacht werden.

Niedermolekulare Substrate

Niedermolekulare Substrate enthalten nur einen geringen oder keinen Anteil an nativem Protein. Der Proteinanteil dieser Nahrung wird durch Hydrolyse (Aufspaltung) in kleinere Bestandteile zerlegt. Die Proteinkomponente besteht dementsprechend aus Peptiden, Oligopeptiden und zu einem geringen Teil aus freien Aminosäuren. Je kleiner diese Eiweißmolekülstrukturen sind, desto weniger Verdauungsleistung erfordern sie im Darm und können zum Teil direkt resorbiert werden. Ebenfalls leicht resorbierbar ist das auch hier verwendete Maltodextrin als Kohlenhydrat. Bei der Fettkomponente wird überwiegend ein hoher Anteil an leichter resorbierbarem MCT-Fett zugesetzt. Ballaststoffe sind in niedermolekularen Substraten grundsätzlich nicht enthalten.

Als Indikation für niedermolekulare Substrate gelten alle Krankheitsbilder mit eingeschränkter Digestionsfunktion und der Notwendigkeit zur enteralen Ernährung. Die Verdauungsleistung ist beeinträchtigt, wenn die Enzymsekretion im Gastrointestinaltrakt verringert und/oder die Resorptionsfläche des Darms verkleinert bzw. funktionell eingeschränkt ist. Als wichtige Einsatzgebiete für niedermolekulare Substrate sind zu nennen: jejunale Ernährung, chronisch entzündliche Darmerkrankungen, Kurzdarmsyndrom in der Adaptionsphase, chronische Pankreatitis, Chemo- oder Strahlenenteritis.

Ein häufiger Nachteil dieser Substrate ist der schlechte Geschmack. Je kleiner die Peptidbestandteile bei der Herstellung aufgespalten werden, desto stärker wird der Geschmack beeinträchtigt. Der bittere und schlechte Geschmack von Oligopeptiden und freien Aminosäuren kann nicht oder nur sehr unvollständig durch Aromen überdeckt werden. Solche Substrate sind einzig als Sondennahrung und nicht als Trinknahrung einsetzbar. Geschmacklich akzeptable Aromatisierungen von Peptiddiäten sind wiederum nur möglich, wenn ein kleinerer Anteil der Peptide aus den leicht resorbierbaren Oligopeptiden oder freien Aminosäuren besteht.

Krankheitsspezifische Substrate

Einige Krankheitsbilder erfordern ganz bestimmte diätetische Modifikationen von Nährstoffkomponenten. Etliche dieser Anforderungen, wie sie auch in der konventionellen Diätetik angewendet werden, sind in enteralen Substraten ebenfalls verwirklicht worden. So werden Substrate für Diabetiker angeboten, in denen als Kohlenhydratkomponente das leicht resorbierbare Maltodextrin durch Stärke, Fruchtzucker oder Xylit ersetzt wurde. In der parenteralen Ernährung ist die Verwendung von Fructose aufgrund des Risikos einer hereditären Fructoseintoleranz (schwere metabolische Komplikation bei Fructosegabe) nicht mehr zulässig. Dieses Problem ist für die enterale Ernährung von geringerer Tragweite, da die Fructose zunächst über den Gastrointestinaltrakt aufgenommen werden muß und nicht sofort im Blut vorliegt. Eine gastrointestinale Symptomatik (Erbrechen, Übelkeit) geht bei oraler Fructosezufuhr den metabolischen Komplikationen voraus, so daß die Patienten oder Angehörigen anders als bei parenteraler Ernährung rechtzeitig nach der entsprechenden Erkrankung gefragt werden können. Für Patienten mit hepatischer Enzephalopathie gibt es Diäten mit einem hohen Anteil an verzweigtkettigen Aminosäuren. Zur konservativen Therapie einer Niereninsuffizienz werden spezielle Diäten mit niedrigem oder individuell dosierbarem Eiweißgehalt bei gleichzeitig hohem Anteil an essentiellen Aminosäuren und geringer Elektrolytkonzentration angeboten. Weiterhin werden von einzelnen Herstellern Nahrungen mit einem erhöhten Fettanteil für Patienten mit respiratorischer Insuffizienz sowie onkologischen Erkrankungen angeboten. Die Indikation dieser Produkte erfolgt auf ärztliche Anweisung.

Neben diesen „traditionellen" diätetischen Produkten, werden zunehmend auch neue ernährungstherapeutische Zusammenhänge postuliert und Erkenntnisse in neue Produkte umgesetzt. Weitergehende therapeutische Bedeutung im Hinblick auf immunstimulierende Wirkung wird ganz bestimmten Nahrungsbestandteilen zugeschrieben. Zu diesen „neuartigen" Stoffen, die einigen Sondennahrungen zugesetzt werden, gehören Arginin, Nukleotide, Omega-3-Fettsäuren oder antioxidative Vitamine in erhöhter Dosierung. Neu an diesen Substanzen ist in erster Linie ihr Einsatz als Wirkstoff, der über den Nährstoffcharakter hinaus eine therapeutische Wirkung

Tab. 5-7 Produktübersicht: enterale Substrate

Hersteller	Ballaststoffreiche Trink- und Sondennahrungen	Ballaststofffreie Trink- und Sondennahrungen	Trink- und Sondennahrungen für Kinder	Supplemente	Hochkalorische Trink- und Sondennahrungen	Spezialdiät für Diabetiker
Abbott	Osmolite mit Ballaststoffen; Enrich	Ensure; Osmolite	–	–	Ensure plus; Ensure plus Drink	Glucerna
Braun	Nutricomp mit Ballaststoffen	Nutricomp F	–	Braun Eiweißkonzentrat	Nutricomp Intensiv; Nutricomp Intensiv MCT	Nutricomp diabetes
Fresenius	Fresubin plus Sonde; Fresubin plus	Fresubin	Frebinimini max	Protenplus; Eiweißkonzentrat	Fresenius Energan; Fresubin 750 MCT	Fresubin diabetes
Humana	Sonana 500 plus	Sonana 500	–	–	Sonana 750 MCT	Sonana diabetes
Nestlé Clinical Nutrition	Salviplus	Salvimulsin MCT; Salvimulsin Standard	–	Tonexis HP; Pritania	Salvimulsin MCT 800; Tonexis 1,5	Salvimulsin diabetes
Novartis Nutrition	Nutrodrip faser; Nutrodrip intensiv	Nutodrip Standard; Precitene MCT 50	Nutrodrip junior	Meritene flüssig; Meritene Pulver	Nutrodrip Energie	Nutrodrip diabetes
Pfrimmer-Nutricia	Biosorb plus Sonde; Biosorb plus Drink	Biosorb Drink/Sonde; Biosorbin MCT flüssig	Bioni; Bioni Plus; Bioni Energie	Fortifresh; Fortimel; Liquisorb kal	Biosorb Energie; Bioplus; Biosorb 1500	–

entfalten soll. Zu den „Nutraceuticals" gehört auch das Glutamin, dem eine Schlüsselfunktion bei der Aufrechterhaltung der Darmfunktion und des Muskelstoffwechsels während metabolischer Sreßzustände zugeordnet wird. Zu all' diesen Stoffen existieren vielversprechende Studienergebnisse, die eine Tendenz zu neuen therapeutischen Möglichkeiten aufzeigen (2;8;21; 26;35). Langzeiterfahrungen mit diesen speziellen Nährstoffen liegen nur begrenzt vor und machen weitere Studien erforderlich.

Spezialdiäten bei hepatischer Enzephalopathie	Spezialdiäten bei Niereninsuffizienz	Fettreiche Spezialdiäten bei respiratorischer Insuffizienz/ onkologischen Erkrankungen	Spezialdiäten für kritisch Kranke	Niedermolekulare Substrate	Verschiedenes
–	Supplena	Pulmocare	Perative	–	Advera (HIV/AIDS-Patienten)
Nutricomp epa	–	–	Nutricomp Immun	Nutricomp Peptid F	–
resubin epa	Survimed renal	Supportan	Fresenius Reconvan	Survimed instant; Survimed OPD	–
	Ren-o-mil/ Ren-o-prot	Sonana pulmo MCT	–	–	–
	Salvipeptid nephro	modulen lipid	–	Salvipeptid liquid MCT	–
	–	–	Impact	Precitene MCT 50	–
	–	–	Stresson G	Peptisorb; Peptisorb flüssig	Surrogat D (milcheiweiß-frei)

Supplemente

Supplemente sind Zusätze zu der normalen Nahrung und unterscheiden sich daher häufig schon in ihrer Packungsform von den Sondennahrungen. Sie werden in der Regel als Trinknahrung in Portionsgröße angeboten, aber auch pulverförmige Zusätze zum Anrühren oder Beimischen zu Speisen sind im Handel. Trinknahrungen zur oralen Aufnahme sollten gut und abwechslungsreich aromatisiert sein und in bequemen Portionspackungen angeboten werden (z. B. in einer Tetra-Pak-Verpackung mit Strohhalm o. ä.). Die Zusammensetzung variiert, je nachdem, ob es sich um eine spezielle Proteinergänzung oder eine vollständige Trinknahrung zur Steigerung der gesamten Nährstoffaufnahme handelt. Dementsprechend sind für die Supplemente auch beide Kategorien der bilanzierten Diäten möglich: sowohl Trinknahrungen zur ergänzenden als auch zur vollständigen Ernährung stehen zur Verfügung (12).

Eine Übersicht über die derzeit in Deutschland verfügbaren industriell gefertigten enteralen Substrate gibt die folgende Tabelle. Da es in diesem Bereich allerdings ständig neue Produktentwicklungen und Veränderungen gibt, wurde auf die Angabe der Inhaltsstoffe und Zusammensetzung verzichtet. Die Produktnamen geben den Stand zum Zeitpunkt der Drucklegung wider und erheben keinen Anspruch auf Vollständigkeit und Aktualität.

Selbst hergestellte Sondennahrung („Küchensonde")

Die Herstellung von Sondennahrung in der Krankenhausküche war früher eine weit verbreitete Methode, die jedoch nicht mehr zur Anwendung kommen sollte. Sie ist mit etlichen Nachteilen und Risiken behaftet, während ihr einziger Vorteil allenfalls in der relativ preiswerten Beschaffung der Rohstoffe zu sehen ist.

Folgende negative Aspekte sprechen gegen die Selbstherstellung von Sondennahrung in der Küche:

- sehr arbeits- und zeitintensive Herstellung (hohe Personalkosten!)
- hohe Kontaminationsgefahr
- schlechte Fließeigenschaften/mangelnde Sondengängigkeit
- keine genaue Bilanzierung der Vitamine, Spurenelemente und Mineralstoffe
- unsichere Bedarfsdeckung der Mikronährstoffe
- unerwünschte Begleitstoffe (z. B. Lactose bei der Verwendung von Milch als Grundlage)
- Verwendung als Trinknahrung ungünstig durch mangelhafte sensorische Eigenschaften (Geschmack, Mundgefühl)

Neben den hygienischen und ernährungsphysiologischen Problemen mit Küchensonde muß im Zusammenhang mit der Fließfähigkeit noch auf ein besonderes Risiko hingewiesen werden. Durch die schlechte Sondengängigkeit ist die Gefahr einer irreversiblen Sondenverstopfung besonders groß. Ein Sondenwechsel ist insbesondere bei PEG-Patienten jedoch mit hohen Kosten und einer unzumutbaren Patientenbelastung verbunden und sollte unbedingt vermieden werden.

5.3.2 Bewertung von enteralen Substraten

Sowohl für die Indikation einer bestimmten Nahrung als auch zum Qualitäts-
vergleichvergleich zwischen verschiedenen Produkten ist eine objektive
Bewertung der Zusammensetzung notwendig. Allerdings unterscheiden sich
die Produkte der verschiedenen Hersteller bezüglich der Dosierung von
Vitaminen, Spurenelementen und Mineralstoffen üblicherweise nur in
Details, da alle der gleichen gesetzlichen Vorschrift unterliegen. Auch die
Herkunft der Hauptnährstoffe ist häufig vergleichbar. Trotz dieser Gemein-
samkeiten verdienen etliche Unterscheidungskriterien bei der Anwendung
von enteralen Substraten besondere Beachtung. Unterschiede und Bewer-
tungsmöglichkeiten bestehen bei folgenden Kriterien.

- Nährstoffrelation
- Energiedichte bzw. Wassergehalt
- Osmolarität
- Gehalt an möglicherweise unerwünschten Inhaltstoffen
- Qualität der verwendeten Rohstoffe
- Zusatz von bestimmten Inhaltstoffen

Nährstoffrelation

Die Nährstoffrelation gibt den Anteil der Hauptnährstoffe (Eiweiß, Fett, Kohlenhydrate) an der gesamten Energiezufuhr in Prozent (E %) an. Die sogenannten Makronährstoffe enthalten pro Gramm unterschiedlich viel Energie
(kcal bzw. kJ), so daß die Mengenangabe in Gramm allein keine Bedeutung
hat, sondern nur der Bezug zur Gesamtenergieaufnahme. Von der Deutschen Gesellschaft für Ernährung (DGE) wird für eine ausgewogene Ernährung eine Nährstoffrelation von 15 E % Eiweiß : 30 E % Fett : 55 E % Kohlenhydrate empfohlen. Diese Relation ist auch Grundlage der meisten enteralen Substrate. Abweichungen von dieser Angabe sind jedoch in bestimmten
Situationen sinnvoll. So haben Kinder einen erhöhten Fettbedarf von 35–40
E %, während der Proteinanteil an der Energiezufuhr mit 10 E % etwas niedriger als bei Erwachsenen sein sollte (pro Kilogramm Körpergewicht entspricht dies allerdings durch den höheren Energiebedarf von Kindern einer
hohen Proteinzufuhr). Die Empfehlungen beziehen sich auf die Nährstoffversorgung der Gesamtbevölkerung, also auf überwiegend gesunde Menschen. Ein veränderter Bedarf muß allerdings im Kontext von Krankheit oder
Rekonvaleszenz für die Zusammensetzung einer enteralen Nahrung Berücksichtigung finden.

Etliche Krankheitsbilder gehen mit einem erhöhten Eiweißbedarf einher
(Stickstoffverluste nach Trauma, Verbrennungen und operativen Eingriffen

oder erhöhter Bedarf durch anabole Prozesse). In diesen Fällen ist eine Erhöhung des Proteinanteils auf 20–25 E % in der Nahrung sinnvoll. Über diesen Wert sollte der Proteinanteil in einem Substrat zur vollständigen Ernährung auf keinen Fall hinausgehen. Beim Abbau von Eiweiß entstehen harnpflichtige Substanzen, die über die Niere unter erhöhtem Wasserverlust ausgeschieden werden müssen, was bei größeren Mengen zu Störungen im Wasserhaushalt führen kann.

Eine Veränderung der Nährstoffrelation zugunsten des Fettanteils auf bis zu 50 E % wird für Patienten mit respiratorischer Insuffizienz diskutiert. Die überwiegende Metabolisierung von Fett bewirkt im Gegensatz zu einer hauptsächlichen Verwertung von Kohlenhydraten eine Verschiebung des respiratorischen Quotienten (Quotient zwischen CO_2-Abgabe und O_2-Aufnahme), was den Gasaustausch für diese Patienten erleichtert. Dieser Zusammenhang konnte für die parenterale Ernährung klar gezeigt werden. Für die enterale Ernährung besteht derzeit allerdings noch eine kontroverse Diskussion zur klinischen Signifikanz dieser Ergebnisse. Unabhängig vom Fettgehalt ist eine hyperkalorische Ernährung für Patienten mit schwerer pulmonaler Insuffizienz ohnehin kontraindiziert, da die CO_2-Produktion bei einer Erhöhung der Gesamtenergiezufuhr auch bei hohem Fettgehalt in jedem Fall zunimmt.

Auch für onkologische Patienten wird in jüngster Zeit eine erhöhte Fettzufuhr als günstig diskutiert, da bei diesen Patienten entsprechende metabolische Veränderungen nachzuweisen sind (vermehrte Lipolyse und Ketonkörperverwertung, verringerte Glucosetoleranz) (42). Auch hier steht der Nachweis der klinischen Bedeutung noch aus.

Energiedichte

Der Energiegehalt pro Volumen (ml) Substrat wird als Energiedichte bezeichnet. Üblicherweise wird 1 kcal/ml als Standardenergiedichte betrachtet. Dies ist auch in der Praxis eine leicht zu handhabende Größe. Als hochkalorische Substrate bezeichnet man entsprechend höhere Energiedichten von mehr als 1 kcal/ml, wobei 1,5 kcal/ml ebenfalls eine übliche Größe ist. Der Wassergehalt hyperkalorischer Substrate ist naturgemäß niedriger. Die Indikation für eine Nahrung mit hoher Energiedichte ist gegeben, wenn eine große Energiemenge zugeführt werden soll und/oder gleichzeitig das Volumen nicht toleriert wird. Eine wichtige Indikation für hochkalorische Substrate ist eine bestehende Flüssigkeitsrestriktion (z. B. Herzinsuffizienz). Bei Trinknahrungen mit hoher Energiedichte verbessert sich unter Umständen auch die Compliance des Patienten, wenn er nicht mehr gezwungen ist, große Volumina zu trinken.

Hypokalorische Energiedichten (<1 kcal/ml) sind auf dem deutschen Markt nur vereinzelt (enterale Substrate für Kinder) zu finden. Während in anderen Ländern solche Nahrungen zum Teil noch für die Einschleichphase empfohlen werden, hat sich diese Praxis in Deutschland nicht durchgesetzt. Eine niedrige Energiedichte geht immer auch mit einem höheren Wassergehalt einher. Solche Nahrungen werden teilweise für die enterale Ernährung von Kindern eingesetzt, da diese einen höheren Wasserbedarf als Erwachsene haben.

Osmolarität

Die Osmolarität bezeichnet die Anzahl der gelösten Teilchen in einem Liter (Volumen) Flüssigkeit. Häufig wird dies mit der Osmolalität verwechselt, die ein Maß für die gelösten Teilchen in einem Kilogramm (Masse) Flüssigkeit darstellt. Die Osmolalität ist die chemisch korrekte Bezeichnung und im Gegensatz zur Osmolarität auf dem Etikett deklarierungspflichtig, dennoch wird in der Praxis eher mit der Osmolarität gearbeitet.

Zur besseren Verträglichkeit von enteralen Substraten wird eine Osmolarität gefordert, die der des Blutes entspricht, also im physiologischen Bereich liegt. Akzeptabel ist dabei ein Wert von 250–500 mosmol/L. Höhere Osmolaritäten können zur Entstehung von Durchfall beitragen. Zwar wurde die Rolle der Osmolarität bei der Diarrhoe während enteraler Ernährung lange Zeit überschätzt, dennoch ist eine Einhaltung dieser Grenzen sinnvoll, um mögliche osmotische Komplikationen zu vermeiden.

Gehalt an unerwünschten Inhaltsstoffen

Hier ist zunächst die Lactose zu nennen. Lactose (Milchzucker) kann von den meisten Menschen in Bevölkerungsgruppen außerhalb Europas im Erwachsenenalter nicht mehr im Darm gespalten werden und löst gastrointestinale Beschwerden aus (Blähungen, Diarrhoe). Lactoseintoleranz (= Fehlen des milchzuckerspaltenden Enzyms Lactase) ist jedoch auch hier ein häufiges Phänomen und Begleiterscheinung bzw. Folge vieler Erkrankungen. Zur Vermeidung von unnötigen Komplikationen (Diarrhoe) sollte Lactose in enteralen Diäten möglichst nicht enthalten sein.

Gluten (Klebereiweiß des Weizens) ist ebenfalls nicht erwünscht, da die Möglichkeit einer Zöliakie (einheimischen Sprue) besteht, bei der der Patient auf Gluten mit schwerer gastrointestinaler Symptomatik reagiert.

Im Hinblick auf weitere Stoffwechselerkrankungen werden Cholesterin (Hypercholesterinämie) sowie Purin (Hyperurikämie) in Standardsubstraten als obsolet betrachtet.

Qualität der verwendeten Rohstoffe

Auch hierin unterscheiden sich die einzelnen Hersteller nur wenig. Als Eiweißquellen werden zum größten Teil Milch und Soja als Rohstoff verwendet. Da Milcheiweiß eine bessere Geschmacksqualität hat, ist ein höherer Anteil vor allem für Substrate sinnvoll, die auch getrunken werden können. Ein hoher Anteil des (preiswerteren) Sojaeiweisses kann zu geringerer geschmacklicher Akzeptanz führen. Die Verwendung von Sojaprotein als alleiniger Eiweißquelle spielt im Hinblick auf eine mögliche Milcheiweißallergie eine gewisse Rolle und kann für diese Patientengruppe hifreich sein. Die biologische Wertigkeit der einzelnen verwendeten Eiweißquellen ist von nachgeordneter Bedeutung, da über die Mischung der Proteine ein ausgewogenes Aminosäurenmuster erzielt wird.

Bei der Qualität der verwendeten Fette bestehen Unterschiede in der Fettsäurenzusammensetzung. Entscheidend ist bei der Auswahl und Mischung verschiedener Fettsorten der Gehalt an essentiellen Fettsäuren, die für den menschlichen Organismus lebensnotwendig sind. Essentielle Fettsäuren stammen aus der Gruppe der Omega-6-(Linolsäure) bzw. Omega-3-Fettsäuren (Linolensäure). Pflanzliche Öle, die für die Herstellung der Sondennahrung verwendet werden, sollten diese beiden Fettsäuren in ausreichender Menge (Zufuhrempfehlungen: 10 g Linolsäure und 1 g Linolensäure pro Tag) und in dem richtigen Verhältnis zueinander (10:1) enthalten.

Zusatz von bestimmten Inhaltsstoffen

Ballaststoffe. Ballaststoffe können nach ihren Eigenschaften eingeteilt werden in lösliche und unlösliche Ballaststoffe. Während die unlöslichen (z. B. in Weizenkleie) zu einem großen Teil ausgeschieden werden, können die löslichen (z. B. Pektin, Sojapolysaccharide) von der Bakterienflora des Kolons abgebaut werden. Sie dienen damit diesen lebensnotwendigen Organismen als Energielieferant und fördern so deren Wachstum. Bei der bakteriellen Fermentation der löslichen Ballaststoffe entstehen kurzkettige Fettsäuren (v. a. Essigsäure, Propionsäure, Buttersäure), die wiederum den Kolonozyten direkt als Energiesubstrat dienen. So tragen Ballaststoffe einerseits zur Erhöhung der Bakterienmasse im Stuhl bei, andererseits zur energetischen Versorgung des Dickdarms. Sie wirken dadurch erleichternd auf die Wasser- und Natriumresorption im Kolon. Ballaststoffe wirken sich insgesamt regulierend auf die Stuhlkonsistenz und -menge aus und entfalten ihre positiven Effekte sowohl bei Obstipation als auch bei Diarrhoe. Aufgrund der beschriebenen Wirksamkeit sind Ballaststoffe in enteralen Substraten für die Mehrzahl der Indikationen unverzichtbar (35).

Glutamin. Glutamin ist eine Aminosäure, die über die Nahrung zugeführt und vom Körper im gesunden Zustand selbst synthetisiert werden kann. Erst in jüngster Zeit konnte nachgewiesen werden, daß in bestimmten Situationen eine Glutaminverarmung der Gewebe stattfindet und dieses lebensnotwendige Substrat dann von außen zugeführt werden muß. Solche Situationen sind gekennzeichnet durch metabolischen Streß, also nach größeren Verletzungen, Traumata, Verbrennungen, Operationen und auch extremen Hochleistungssport. Unter diesen Bedingungen kann Glutamin als „konditionell essentiell" bezeichnet werden. Glutamin spielt im Intermediärstoffwechsel eine bedeutende Rolle als Stickstofflieferant für die Synthese von Protein, Nukleotiden und Aminozuckern. Es ist darüberhinaus an der Regulation des Säuren-Basen-Haushalts beteiligt. Vor allem stellt Glutamin aber ein wichtiges Energiesubstrat für alle schnell wachsenden Gewebe dar. Die Zellen des Immunsystems und der Darmschleimhaut sind unbedingt auf die Zufuhr von Glutamin angewiesen. So ist die Folge eines Glutaminmangels in den genannten Krankheitssituationen eine beeinträchtigte Funktionsfähigkeit der natürlichen Darmbarriere gegenüber Bakterien und Toxinen. Zusammen mit der Schädigung des Darmepithels durch das Ereignis selbst führt die fehlende Glutaminverfügbarkeit zum Durchtritt von Bakterien und Toxinen ins Blut und so möglicherweise zur Entstehung eines Multiorganversagens („gut insult hypothesis") (37;38).

Der Zusatz von Glutamin in der künstlichen Ernährung (parenteral/enteral) für kritisch Kranke wird deshalb schon seit geraumer Zeit gefordert. Glutamin in freier Form ist allerdings sehr instabil und nur begrenzt wasserlöslich, so daß es bisher nicht nur Probleme beim Nachweis von Glutamin in natürlichen Lebensmitteln gab, sondern vor allem bei der Herstellung, Sterilisation und Lagerung von derartigen Nährlösungen. Inzwischen sind diese Probleme weitgehend gelöst, so daß sowohl für die parenterale, als auch für die enterale Ernährung entsprechende Substrate verfügbar sind. Während für die parenterale Ernährung der Nutzen einer solchen Glutaminzufuhr und der Nutzen einer oralen Gabe auch in Tierexperimenten gut belegt ist, fehlen in der enteralen Ernährung bislang noch Erfahrungen und klinische Studien am Menschen. Dennoch lassen die bisherigen Ergebnisse die Indikation einer glutaminsupplementierten enteralen Ernährung für kritisch Kranke als sinnvoll erscheinen.

Omega-3-Fettsäuren. Wie bereits erwähnt, gehören die Omega-3-Fettsäuren zusammen mit den ungesättigten Fettsäuren der Omega-6-Gruppe zu den essentiellen Fettsäuren. Omega-3- und Omega-6-Fettsäuren sind Ausgangssubstrat für die Bildung der verschiedensten Botenstoffe (Prostaglandine, Leukotriene, Thromboxan, Prostazykline), die als Eicosanoide bezeichnet werden. Die Eicosanoide beeinflussen ganz unterschiedliche Vorgänge im Körper: Thrombozytenaggregation, Vasodilatation, Entzündungs- und Immunreaktion. Die Eicosanoide, die aus den beiden verschiedenen Fettsäurefamilien stammen, wirken dabei unterschiedlich und zum Teil antagonistisch, so daß eine Balance zwischen beiden Stoffwechselwegen bestehen muß, um eine normale Funktion der genannten Körpervorgänge zu gewährleisten. Bei ausgewogener Zufuhr der Fettsäuren und im gesunden Zustand eines Menschen stehen die Eicosanoidgruppen normalerweise im richtigen Verhältnis zueinander (39).

Therapeutische Möglichkeiten ergeben sich bei kritisch Kranken oder onkologischen Patienten, deren Balance im Fettsäurenstoffwechsel durch Trauma, Infektion, Sepsis, Erkrankung oder Medikamente gestört ist. Diese Patienten weisen eine erhöhte Freisetzung von Prostaglandin E_2 auf, das die zelluläre Abwehr hemmt. Sinnvoll ist daher im Sinne einer Unterstützung des Immunsystems die erhöhte Zufuhr von Fettsäuren der Omega-3-Reihe (22). Dazu gehört die in pflanzlichen Ölen enthaltene α-Linolensäure, aus der im Körper durch Kettenverlängerung und Desaturierung (= Einbau von Doppelbindungen) die längerkettigen Eicosapentaensäure (EHA) und Docosahexaensäure (DHA) entstehen können. Die Eicosapentaensäure weist eine etwa 10fach höhere biologische Wirksamkeit als die α-Linolensäure auf, so daß ein therapeutischer Effekt vorzugsweise mit der Zufuhr der längerkettigen Omega-3-Fettsäuren erzielt werden kann (44). EPA und DHA finden sich in erster Linie im Öl fetter Seefische. Enterale Substrate für kritisch Kranke oder onkologische Patienten enthalten zum Teil derartiges EPA- und DHA-reiches Fischöl.

Nukleotide. Nukleotide (RNA) sind keine essentiellen Nahrungsbestandteile, da sie im Körper normalerweise synthetisiert werden können. Eine diätetische Supplementation von RNA spielt jedoch möglicherweise eine Rolle für kritisch kranke Patienten. Die zusätzliche Gabe von RNA stimulierte im Tierversuch die Proteinsynthese und verbesserte die Killerzellaktivität und damit die Immunantwort und Abwehr von Infektionen. Der Zusatz von RNA in enteralen Substraten für kritisch Kranke erscheint daher sinnvoll (34).

Arginin. Bei Arginin handelt es sich wie bei Glutamin um eine konditionell essentielle Aminosäure. Ihre weitreichenden Effekte auf Wundheilung, verbesserte Immunabwehr und Beteiligung an zahlreichen endokrinen Vorgängen (Produktion von Wachstumshormon, Prolactin, Insulin, insulin-like growth factor) sind gut belegt. Der Einsatz von Arginin in der enteralen Ernährung insbesondere intensivmedizinischer Patienten ist vielversprechend (23;24).

Tab. 5-8 Spezial-Substrate für Patienten mit metabolischem Streß

Hersteller	Produkt-name	Indikation (Herstellerangabe)	Glutamin (g/100 ml)	Arginin (g/100 ml)	Fischöl-zusatz	Nukleotide	antioxidative Vitamine/ Beta-Carotin (in erhöhter Dosierung)
Abbott	Perative	metabolischer Streß	keine Angabe	0,83	nein	nein	ja
Braun	Nutricomp Immun	eingeschränkte Immunfunktion und Tumorerkrankung	1,07	keine Angabe	nein	nein	ja
Fresenius	Fresenius Reconvan	Ernährung von kritisch Kranken (nach Operation/ Trauma/Verbrennung)	1,0	0,67	ja	nein	ja
Novartis	Impact	metabolischer Streß mit Sepsisgefahr	keine genaue Angabe	1,25	ja	ja	(kein Beta-Carotin)
Pfrimmer-Nutricia	Stresson G	Ernährung von Intensivpatienten/ kritisch Kranken	1,53	keine Angabe	nein	nein	ja

Literaturverzeichnis

1. Alexander, J.W.: Immunoenhancement via Enteral Nutrition. Arch. Surg. 1993; 128: 1242–1245.
2. Bower, R.H.; Cerra, F.B.; Bershadsky, B.; Licari, J.J.; Hoyt, D.B.; Jensen, G.L.; Van Buren, C.T.; Rothkopf, M.M.; Daly, J.M.; Adelsberg, B.R.: Early enteral administration of a formula (Impact®) supplemented with arginine, nucleotides, and fish oil in intensive care unit patients: Results of a multicenter, prospective, randomized, clinical trial. Crit. Care Med. 1995; 23: 436–449.
3. Bussy, V.; Marechal, F.; Nasca, S.: Microbial Contamination of Enteral Feeding Tubes Occuring During Nutritional Treatment. JPEN 1992; 16: 552–557.
4. Cappell, M.S.; Godil, A.: A Multicenter Case-Controlled Study of percutaneous Endoscopic Gastrostomy in HIV-Seropositive Patients. Am. Journ. Gastr. 1993; 88: 2059–2066.
5. Clevenger, F.W.; Rodriguez, D.J.: Decision-Making for Enteral Feeding Administration: The Why Behind Where and How. Nutr. Clin. Pract. 1995; 10: 104–113.
6. Collier, P; Kudsk, K.A.; Glezer, J.; Brown, R.O.: Fiber-Containing Formula and Needle Catheter Jejunostomies: A Clinical Evaluation. Nutr. Clin. Pract. 1994, 9: 101–103.
7. Curtas, S.; Forbes, B.; Meguid, V.; Meguid, M.M.: Bacteriological Safety of Closed Enteral Delivery System. Nutrition 1991; 7: 340–343.
8. Daly, J.M.; Liebermann, M.D.; Goldfine, J.; Shou, J.; Weintraub, F.; Rosato, E.F.; Lavin, P.: Enteral nutrition with supplemental arginine, RNA, and omega-3 fatty acids in patients after operation: Immunologic, metabolic, and clinical outcome. Surgery 1992; 112: 56–67.

9. Eddy, V.A.; Snell, J.S.; Morris, J.A.: Analysis of Complikation and Long Term Outcome of Trauma Patients with Needle Catheter Jejunostomy. The American Surgeon 1996; 62: 40–44.

10. Eich, Angela: Praxis der enteralen Ernährung (1. Teil). Heilberufe 1996; 48: 14–16.

11. Eich, Angela: Praxis der enteralen Ernährung (2. Teil). Heilberufe 1996; 48: 32–34.

12. Eich, Angela: Supplemente, Trink- und Zusatznahrungen. Ern.-Umschau 1995; 42: 354–359.

13. Fietkau, R.; Thiel, H.J.; Iro, H.: Einsatzmöglichkeiten der perkutanen endoskopischen Gastrostomie (PEG) bei Patienten mit Tumoren im Hals-Nasen-Ohren-Bereich. medwelt 1987; 38: 40–44.

14. Gossner, L.; Ludwig, J.; Hahn, E.G.; Ell.C,: Risiken der perkutanen endoskopischen Gastrostomie. DMW 1995; 120: 1768–72.

15. Hammann, V.; Kreiter, H.: Die Perkutane endoskopische Gastrostomie (PEG). Indikationen, Durchführung, eigene Ergebnisse während 5 Jahren. Ärzteblatt Rheinland-Pfalz 10/1991.

16. Heberer, M.; Iwantschenko, P.; Brandl, M.: Moderne Techniken der Sondenernährung. Indikationen und Durchführung der künstlichen enteralen Ernährung in der Chirurgie. Ernährung/nutrition 1983. 7: 273–280.

17. Homann, H.-H.; Kemen, M.; Senkal, M.; Eickhoff, U.: Postoperative Ernährung über die Feinnadelkatheterjejunostomie – Erfahrungen mit 311 Patienten. Akt. Ern. – Med. 1993; 18: 291–295.

18. Hübsch, S.; Volkert, D.; Oster, P.; Schlierf, G.: Möglichkeiten und Grenzen der Anwendung flüssiger Nährstoffkonzentrate in der Therapie der Mangelernährung geriatrischer Patienten. Akt. Ern.-Med. 1994; 19: 109–114.

19. Hull, M.A.; Rawlings, J.; Murray, F.E.; Field, J.; McIntyre, A.S.; Mahida, Y.R.; Hawkey, C.J.; Allison, S.P.: Audit of outcome of long-term enteral nutrition by percutaneous endoscopic gastrostomy. Lancet 1993; 341: 869–872.

20. Johnson, L.E.; Dooley, P.A.; Gleick, J.B.; Oral Nutritional Supplement Use in Elderly Nursing Home Patients. JAGS 1993; 41: 947–952.

21. Kemen, M.; Senkal, M.; Homann, H.-H.; Mumme, A.; Dauphin, A.-K.; Baier, J.; Windeler, J.; Neumann, H.; Zumtobel, V.: Early postoperative enteral nutrition with arginine-omega-3 fatty acids and ribonucleic acid-supplemented diet versus placebo in cancer patients: An immunologic evaluation of Impact®. Crit. Care Med. 1995; 23: 652–658.

22. Kinsella, J.E.; Lokesh, B.: Dietary Lipids, eicosanoids and the immune system. Crit. Care Med. 1990; 18 (2): 94113.

23. Kirk, S.J.; Barbul, A.: Role of arginine in trauma, sepeis, and immunity. JPEN 1990; 14: 226S–229S.

24. Kirk, S.J.; Hurson, M.; Regan, M.C. et al.: Arginine stimulates wound healing and immune function in elderly human beings. Surgery 1993; 114: 155.

25. Kohn, C.L.: The Relationship Between Enteral Formula Contamination and Length of Enteral Delivery Set Usage. JPEN 1991; 15: 567–571.

26. Kudsk, K.A.; Minard, G.; Croce, M.A.; Lowrey, T.S.; Pritchard, F.E.; Dickerson, R.N.; Fabian, T.C.: A Randomized Trial of Isonitrogenous Enteral Diets After Severe Trauma. Ann. Surg. 1996; 224: 531–543.

27. Kwetkat, A.: Perkutan-endoskopische Gastrostomie: Wertvoll auch in der Geriatrie. Geriatrie Praxis 10/96: 40–43.

28. Larsson, J.; Unosson, M.; Ek, A.-C.; Nilsson, L.; Thorslund, S.; Bjurulf, P.: Effect of Dietary Supplement on Nutritional Status and Clinical Outcome in 501 Geriatric Patients – a Randomised Study. Clin. Nutr. 1990; 9: 179–184.

29. Meier, R.; Bauerfeind, P.; Gyr, K.: Die perkutane endoskopische Gastrostomie in der Langzeiternährung. Prospektive 5-Jahresstudie. Schweiz. Med. Wochenschr. 1994; 124: 655–659.
30. Mona, D.; Geroulanos, St.; Uhlschmid, G.: Die frühe postoperative Ernährung mit der Jejunalsonde. Helv. Chir. Acta 1983; 50: 31–38.
31. Moore, F.A.; Moore, E.E.; Kudsk, K.A.; Brown, R.O.; Bower, R.H.; Koruda, M.J.; Baker, C.C.; Barbul. A.: Clinical benefits of an immune-enhancing diet for early postinjury enteral feeding. Journ. Trauma 1994; 37: 607–615.
32. Myers, J.G.; Page, C.P.; Stewart, R.M.; Schwesinger, W.H.; Sirinek, K.R.; Aust, J.B.: Complications of Needle Catheter Jejunostomy in 2022 Consecutive Applications. Americ. Journ. Surg 1995; 170: 547–551.
33. Oie, S.; Kamiya, A.; Hironaga, K.; Koshiro, A.: Microbial contamination of enteral feeding solution and its prevention. Am. Journ. Infect Control 1993; 21: 34–38.
34. Rudolph, F.B. et al.: Role of RNA as a dietary source of pyrimidines and purines in immune function. Nutrition 1990; 6: 45–52.
35. Scheppach, W.; Bartram, H.-P.: Experimental Evidence for and Clinical Implication of Fiber and Artificial Nutrition. Nutrition 1993; 9: 399–405.
36. Senkal, M.; Kemen, M.; Barten, M.; Baier, J.; Homann, H.-H.; Zumtobel, V.: Aktivitätssteigerung der Blutmonozyten durch eine Arginin-RNA- und Omega-3-Fettsäuren supplementierten enteralen Diät bei Malignompatienten in der postoperativen Phase. Akt. Ern. Med. 1994; 19: 104–108.
37. Stehle, P.; Fürst, P.: Glutamin – ein unentbehrliches Substrat in der enteralen und parenteralen Ernährungstherapie. Akt. Ern.-Med. 1995; 20: 59–68.
38. Stehle, P.; Herzog, B.; Kuhn, K.S.; Fürst, P.: Glutamin – ein unentbehrlicher Nährstoff bei metabolischem Streß. Ern.-Umschau 1996; 43: 318–328.
39. Suchner, U.; Senftleben, U.: Effekte von mehrfach ungesättigten Fettsäuren auf den Immunstatus: Bedeutung als Struktur- und Mediatorbausteine. Infusionsth. Transfus.-med. 1994; 21: 59–70.
40. Taylor, S.; Goodinson-McLaren, S.: Nutritional Support: A Team Approach. London 1992.
41. Teasley-Strausburg, K.M. (Hrsg.): Nutrition Support Handbook. Cincinnati 1992.
42. Tokus, M.; Köhl, M.; Schriever, G.; Günther, H.-J.; Schlotzer, E.; Holm, E.: Stoffwechseladaptiertes Substratangebot für Malignompatienten in Form einer neuen, bilanzierten Sondennahrung. Onkol. Klinik 1993; 5: 17–20.
43. Vestweber, K.-H.: Perkutane endoskopische Gastrostomie (PEG). Chir. Gastroenter. 1992; 8: 300–303.
44. Wolfram, G.: ω-3-Fettsäuren – ihr Stoffwechsel und ihre Wirkung auf vaskuläres System, Fettstoffwechsel und Immunsystem. Akt. Ern. – Med. 1995; 20: 173–179.
45. Zera, R.T.; Nava, H.R.; Fischer, J.I.: Percutaneous endoscopic gastrostomy (PEG) in cancer patients. Surg. Endosc. 1993; 7: 304–307.

6 Praktische Durchführung der enteralen Ernährung

6.1 Umgang mit Ernährungssonden

Wie im vorhergehenden Kapitel beschrieben, stehen als Sondensysteme transnasale und perkutane Sonden zur Verfügung, die je nach Indikation eingesetzt werden. Im folgenden werden zunächst die Plazierungsmethoden und anschließend die notwendigen Pflegemaßnahmen beschrieben.

6.1.1 Legen von transnasalen Sonden

Das Legen einer transnasalen Sonde kann auf verschiedene Art durchgeführt werden:

■ konventionelle Plazierung
■ unter radiologischer Kontrolle
■ endoskopische Plazierung

Die beiden letztgenannten Methoden sind allerdings speziellen Situationen vorbehalten und sollen hier nicht weiter ausgeführt werden. Die konventionelle Plazierung kann von Pflegekräften wie auch von Ärzten durchgeführt werden, sofern derjenige über ausreichende Erfahrung mit dem Legen von Sonden verfügt. Im folgenden wird die Vorgehensweise beschrieben (13).

Legen einer transnasalen Sonde

1. Vorbereitung des Patienten
   - Aufklärung
   - Einverständnis
   - aufrechte Positionierung (wache Patienten)
   - Seiten- oder Rückenlage (bewußtlose Patienten)
   - Position des Kopfes leicht nach vorn gebeugt
   - Nasenloch auswählen

2. Vorbereitung des Materials
   - Bereitlegen der Sonde und des Materials
   - Sondenlänge festlegen
   - evtl. Gleitmittel oder Wasser einspritzen

3. Legen der Sonde
   - etwa 10 cm horizontal einführen
   - wenn möglich schlucken lassen
   - weiter einführen bis zur festgelegten Länge

4. Überprüfen der Sondenlage
   - Luftinsufflation
   - Aspiration von Sekret
   - radiologische Kontrolle

5. Befestigung der Sonde
   - Entfernen des Mandrins
   - Befestigung mit Nasenpflaster

Die Vorbereitung des (wachen) Patienten beinhaltet eine ausführliche Erklärung des Vorgangs sowie Sinn und Zweck der Nasensonde. Ihm sollte die Möglichkeit gegeben werden, durch Handzeichen o. ä., Schmerzen und unangenehme Wahrnehmungen anzuzeigen, so daß der Vorgang wenn nötig gestoppt werden kann. Bei wachen Patienten ist eine aufrechte Sitzhaltung und bei bewußtlosen Patienten die Seitenlage vorzuziehen. In jedem Fall sollte der Kopf leicht nach vorn gebeugt werden, da diese Position die komplikationslose Passage des Mund-Rachen-Raums (Mesopharynx) erleichtert (s. Abb. 6-1). Die Nasenlöcher sollten gesäubert sein und der Patient gefragt werden, welches Nasenloch freier ist (z. B. Beeinträchtigungen durch frühere Nasenbeinbrüche). Bei empfindlichen Patienten wird der Naseneingang mit einem Lokalanästhetikum betäubt. Eine Betäubung des Rachenraums zur Vermeidung des Brechreizes kann jedoch den Schluckvorgang beeinträchtigen. Eine Nierenschale kann bereitgestellt werden, sollte sich jedoch außerhalb der Sichtweite des Patienten befinden, um unnötige Beunruhigung zu vermeiden (16).

Abb. 6-1a
Kopfposition (in normaler Position)

Abb. 6-1b
Kopfposition (in leicht vorgebeugter Position) während des Legens einer transnasalen Sonde

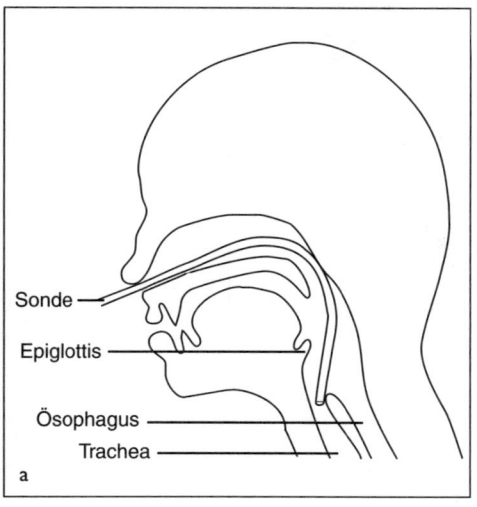

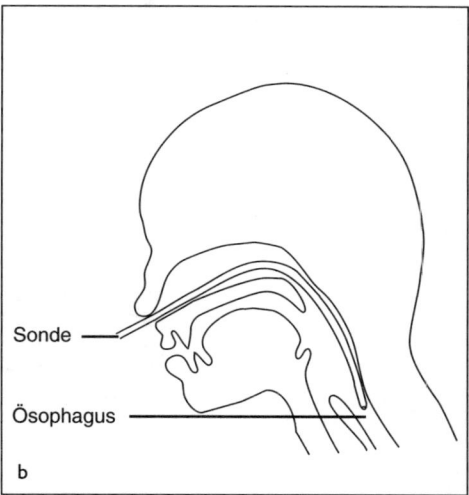

a) in normaler Position: Die Krümmung des Mesopharynx biegt die Sonde in Richtung der Trachea. Ein weiteres Vorschieben würde zu einer trachealen Fehlplazierung führen.

b) in leicht vorgebeugter Position: Die Krümmung wird bei vorgebeugtem Kopf flacher und die Sonde schiebt sich gerade weiter in Richtung Ösophagus. Dies verringert das Risiko einer trachealen Fehlplazierung. Außerdem schieben sich Zunge und Larynx leicht nach vorne, so daß Oropharynx und Ösophagus geöffnet werden und die Passage erleichtert wird.

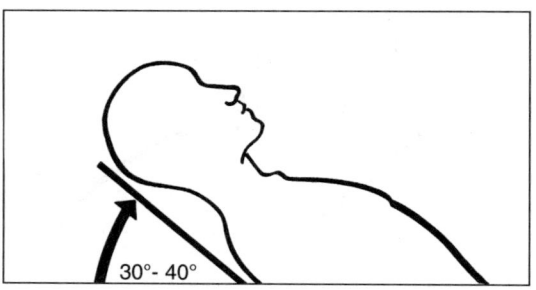

Abb. 6-2
Oberkörperhochlagerung
Abb. 6-2 bis 6-9:
Quelle: Novartis Nutrition

Abb. 6-3
Bestimmung
der Sondenlänge

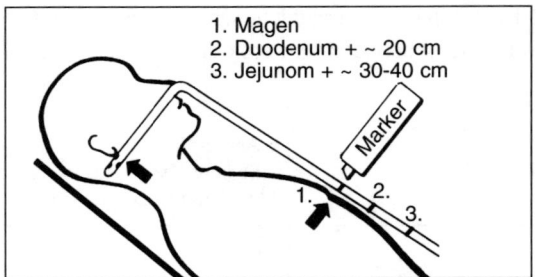

1. Magen
2. Duodenum + ~ 20 cm
3. Jejunom + ~ 30-40 cm

Abb. 6-4
Einbringen
von Gleitmittel

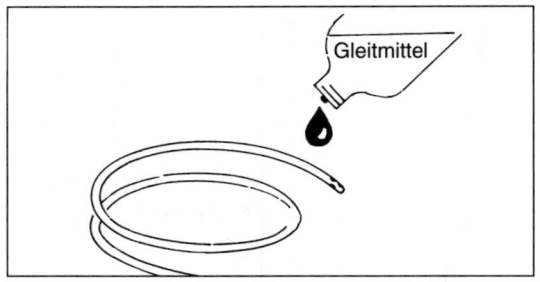

Gleitmittel

Abb. 6-5
Einführen der Sonde

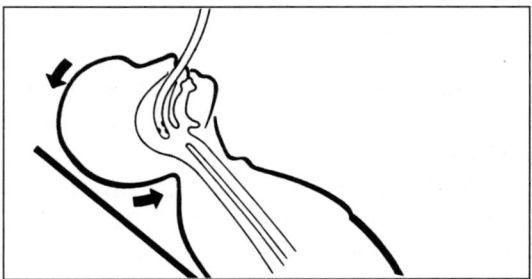

Abb. 6-6
Verschieben
der Sonde

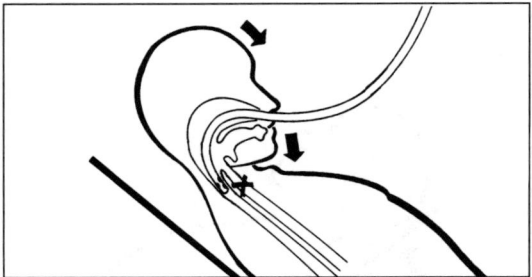

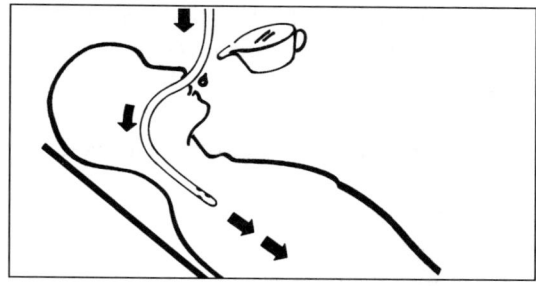

Abb. 6-7
Unterstützung
des Schluckreflexes

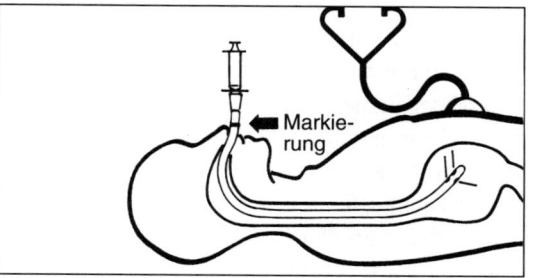

Abb. 6-8
Lagekontrolle

Markie-rung

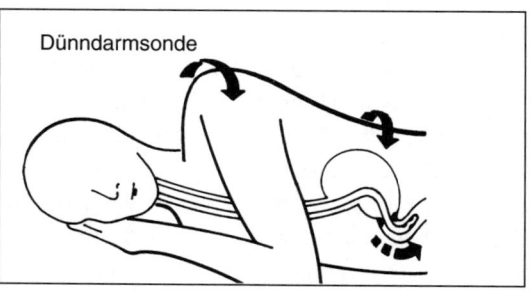

Dünndarmsonde

Abb. 6-9
Rechtsseitenlage
zur transpylorischen
Plazierung

Die Länge der Sonde wird in etwa bestimmt, indem die Länge vom Ohrläppchen zur Nase und von dort zur Magengrube mit der Sonde abgemessen wird. Eine Markierung der richtigen Länge wird an der Sonde angebracht und die korrekte Länge im Krankenblatt vermerkt (11). Ein zu kurzes Einführen der Sonde führt zu einer Plazierung des Sondenendes oberhalb des Cardiasphinkters und so zu einer erhöhten Aspirationsgefahr. Bei einer zu lang abgemessenen Sonde kommt es zu Schlaufenbildung, was die anschließende Entfernung des Führungsmandrins erschwert. Die Markierung am proximalen Ende der Sonde zeigt auch später noch die richtige Lage an. Anschließend wird die Sonde durch das Einspritzen von Gleitmittel (z.B. MCT-Öl) oder von Wasser (Aktivierung eines bereits aufgebrachten Gleitmittels) je nach Herstellerangabe präpariert. Die übrigen Hilfsmittel werden ebenfalls bereitgelegt.

Material zum Legen einer transnasalen Sonde

- Nasensonde
- Gleitmittel
- Lokalanästhetikum (Gel oder Spray)
- Luer- oder Blasenspritze (30–50 ml)
- Fett- oder Filzstift zur Sondenmarkierung
- Getränk mit Strohhalm
- Stethoskop
- Nasenpflaster
- pH-Papier
- sterile Handschuhe
- Alkoholtupfer
- evtl. Behälter für Gebiß
- evtl. Nierenschale

Zum Legen der Sonde werden zunächst vorsichtig 10 cm der Sonde am Boden des Naseneingangs entlang eingeführt. Anschließend passiert die Sonde beim weiteren Einführen den Mund-Rachen-Raum, wobei man den Patienten nach Möglichkeit mit Hilfe eines Strohhalms etwas trinken lassen sollte. Durch den Schluckreflex wird die Luftröhre geschlossen und die Sonde gleitet „automatisch" in die Speiseröhre hinein. Die Sonde wird dann weiter vorwärts geschoben, wobei sie sich „den Weg selbst suchen" sollte. Das Einführen sollte insgesamt zügig erfolgen, da ein Zögern für den Patienten die Prozedur nur unangenehmer machen kann. Eventuell kann man bei Widerständen die Sonde leicht zurückziehen und wieder vorschieben oder auch während des Vorschiebens leicht drehen. Hustenreiz oder sogar blaue Gesichtsfarbe deuten auf eine tracheale Intubation hin, so daß in diesem Fall die Sonde sofort wieder entfernt werden muß (16).

Wurde die Sonde bis zur festgelegten Markierung ganz eingeführt, muß in jedem Fall die korrekte Lage überprüft werden. Dies geschieht am besten bei noch liegendem Mandrin, da dann die Position noch verändert werden kann. Die radiologische Überprüfung der Sondenlage ist die sicherste Methode. Zu diesem Zweck sind die meisten der handelsüblichen Sonden mit einem Röntgenkontraststreifen ausgestattet. Allerdings ist in der Praxis eine routinemäßige Röntgenaufnahme wegen der Strahlenbelastung des Patienten sowie aus Aufwands- und Kostengründen oft nicht praktikabel. Zur routinemäßigen Lagekontrolle werden deshalb die Luftinsufflation/Auskultation und Aspiration von Sekret/pH-Kontrolle kombiniert angewendet. Mit einer Spritze wird dabei Luft in die Sonde gedrückt und gleichzeitig am linken Rippenbogen mit dem Stethoskop abgehört. Ein gluckerndes Geräusch zeigt die richtige Lage im Magen an. Einige Tropfen Sekret können ebenfalls mit der Spritze aspiriert werden. Der pH-Wert dieses Sekrets wird anschließend mit Lackmus-Papier überprüft, wobei ein saurer pH-Wert auf die Lage im Magen hinweist, ein alkalischer Wert zeigt die Lage im Duodenum an. Nach der Aspiration von Magensaft muß unbedingt mit Waser nachgespült werden, da die Berührung von Sondennahrung mit saurem Sekret zur Sondenverstopfung führen kann. Der Mandrin kann nun unter leichter Dreh- und Zugbewegung aus der Sonde entfernt werden (16).

Abschließend wird die Sonde im Gesicht befestigt. Nase und Wange werden dazu mit einem Alkoholtupfer gereinigt, entfettet und evtl. alte Pflasterreste entfernt. Mit speziellen Nasenpflastern, deren Ende um die Sonde gewickelt wird, fixiert man die Sonde an der Nase. Unter einer leichten Biegung wird die Sonde zur Wange geführt und dort mit einem zweiten Pflaster befestigt.

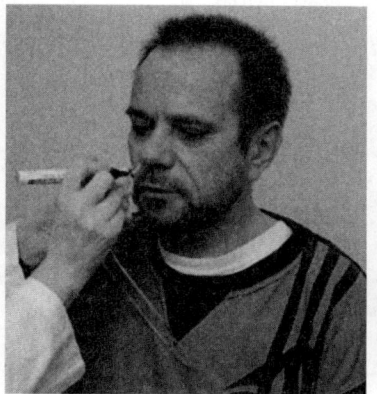 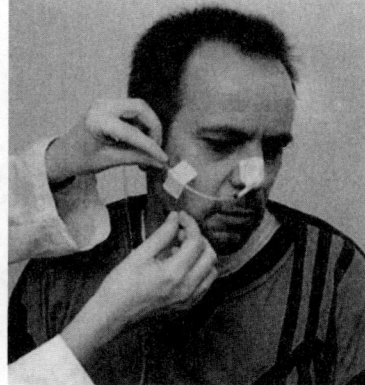

Abb. 6-10 (links) Markierung der Sonde in Höhe des Nasenlochs.
Abb. 6-3 bis 6-21 Fresenius AG, Bad Homburg

Abb. 6-11 (rechts) Fixierung der Sonde mittels beiliegendem Pflasterset.

6.1.2   Plazierung einer PEG-Sonde

Das Legen einer PEG nach der Fadendurchzugsmethode erfordert zunächst einen endoskopischen Eingriff. Das Licht des Endoskops wird dabei von außen sichtbar, was als Diaphanoskopie bezeichnet wird. Die Diaphanoskopie stellt sicher, daß sich an der Punktionsstelle keine Organe oder Gefäße zwischen Magen und Bauchdecke befinden. Sie ist daher eine unabdingbare Vorraussetzung für die Anlage einer PEG. An der Stelle, an der ein einwandfreies „Durchleuchten" möglich ist, wird nach Lokalanästhesie und Stichinzision die Bauchdecke bis in den Magen punktiert. Anschließend wird durch die Punktionsstelle ein Fadeneinführkonus und durch diesen der Faden in den Magen eingeführt. Der Faden wird mit der Faßzange des Endoskops ergriffen und mit dem Endoskop aus dem Mund herausgezogen. An diesen Faden, dessen Enden sich nun auf der Bauchdecke und dem Mund befinden, wird die Sonde angeknüpft und durch die Speiseröhre in den Magen durchgezogen. Die Sonde ist an ihrem inneren Ende mit einer Halteplatte ausgestattet, die sich an die Mageninnenwand anlegt und die Sonde so am Herausrutschen hindert. Mit der Fixierung der äußeren Halteplatte, dem Aufstekken der entsprechenden Anschlüsse zur Ernährung und der Wundversorgung der Punktionsstelle ist der Vorgang abgeschlossen (9).

Abb. 6-12
Digitale Palpation und
Positive Diaphonoskopie.

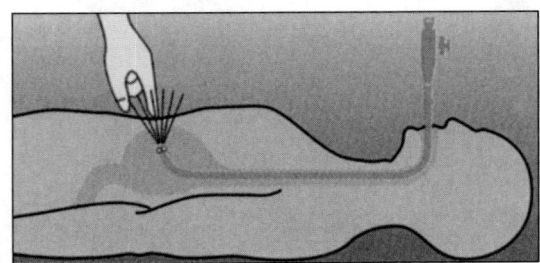

Abb. 6-13
Lokalanästhesie.

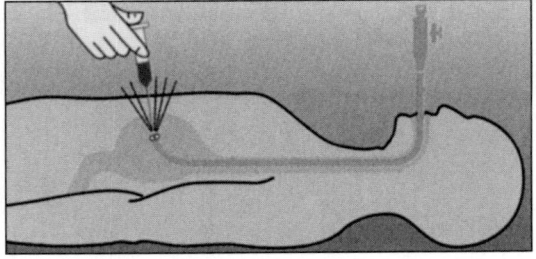

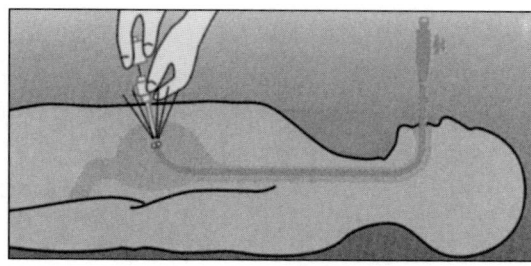

Abb. 6-14
Magenpunktion.

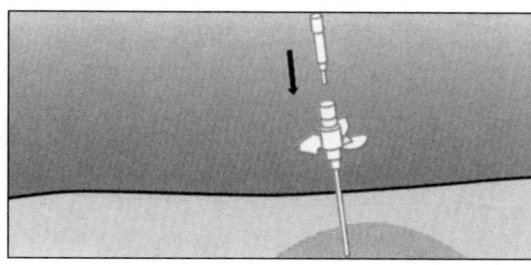

Abb. 6-15
Aufsetzen des
Einführkonus.

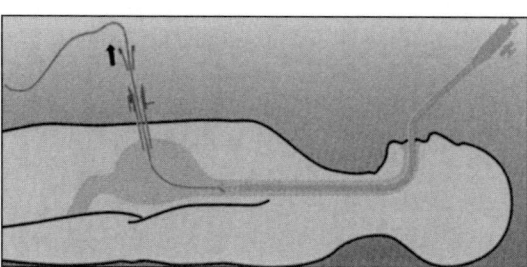

Abb. 6-16
Legen des Führungs-
fadens.

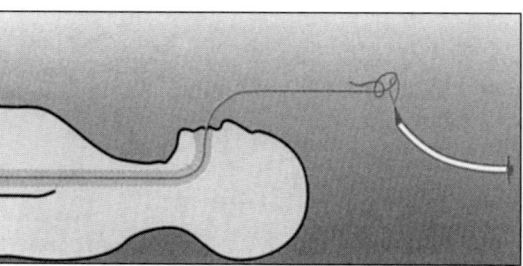

Abb. 6-17
Sondenbefestigung.

Abb. 6-18
Sondenplazierung.

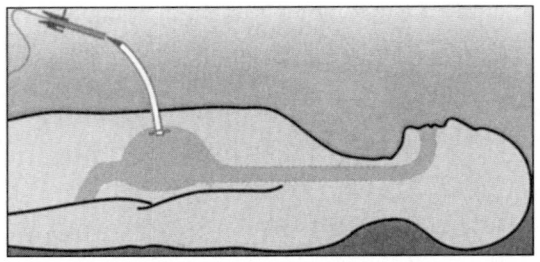

Abb. 6-19
Sonden- und
Hautplattenfixierung.

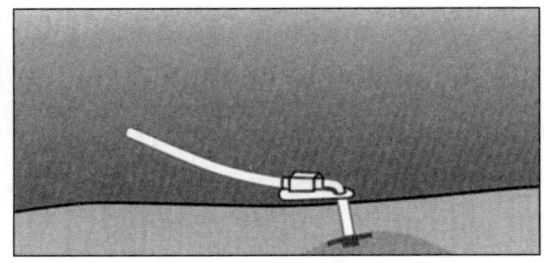

Abb. 6-20
Anbringen der Fixier-
schrauben
(Luer-Lock-System).

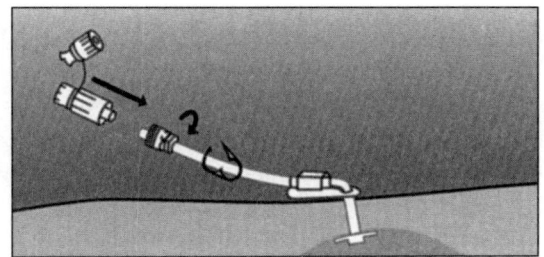

Abb. 6-21
Aufstecken und
Fixieren des Systems.

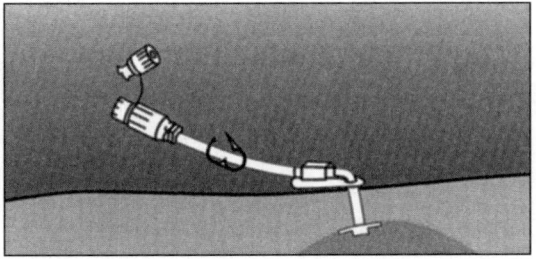

Eine Erweiterungsmöglichkeit bietet eine zweite dünnere Sonde, die durch die erste hindurchgeschoben wird. Während die eine Sonde gastral endet, kann die zweite auf endoskopischem Wege duodenal oder jejunal plaziert werden. Auf diese Weise besteht je nach Bedarf eine Wahlmöglichkeit zwischen gastraler oder duodenaler/jejunaler Ernährung. Außerdem kann bei gleichzeitiger gastraler Ernährung über den duodenalen Schenkel eine Gallerückführung vorgenommen werden (z. B. bei hepatisch metastasierenden Malignomen).

6.1.3 Pflegemaßnahmen

Eine regelmäßige Zahn- und Mundpflege ist bei sondenernährten Patienten besonders wichtig. Dies gilt sowohl für PEG-Patienten als auch für Patienten mit transnasaler Sonde. Bedingt durch die fehlende Nahrungsaufnahme findet weniger Speichelsekretion in der Mundhöhle statt, die Mundschleimhaut neigt zum Austrocknen und ist weniger geschützt gegen bakterielle Infektionen oder Pilzbesiedelung. Verstärkt wird dies häufig noch durch entsprechende Nebenwirkungen von Medikamenten. Insbesondere onkologische Patienten leiden häufig unter Mundtrockenheit. Neben der täglichen Pflege mit Zahnbürste und Zahnpasta können Mundspülungen mit einem geeigneten Zusatz (z. B. Hexoral) angewendet werden. Möglicherweise ist auch die Benetzung mit künstlichem Speichel (z. B. Glandosane) hilfreich. Außerdem kann der Patient dazu ermuntert werden, kleine Mengen zu essen oder etwas speichelanregendes zu lutschen (16).

Die Nasenlöcher werden regelmäßig gereinigt, frei von Verkrustungen gehalten und mit einer geeigneten Salbe (z. B. panthenolhaltig) eingecremt. Zur Prävention von Druckulzerationen an der Nase (bei transnasalen Sonden) kann die Sonde von Zeit zu Zeit leicht in ihrer Position verändert werden. Das Nasenpflaster wird nach Bedarf erneuert. Dazu werden Pflasterreste entfernt und der Nasenrücken gereinigt/entfettet. Die Sonde selbst wird ebenfalls mit Alkohol gereinigt. Bei der erneuten Fixierung ist darauf zu achten, daß die Sonde ohne Zug befestigt wird (16).

Die tägliche Nasenreinigung wird gleichzeitig mit einer Überprüfung der Sondenlage verbunden. Bei Patienten mit einem hohen Aspirationsrisiko geschieht dies nach den bereits beschriebenen Methoden (Luftinsufflation/pH-Bestimmung des Sekrets). Mindestens sollte aber die richtige Lage der Markierung am Austrittsende der Sonde überprüft werden. Klagt der Patient über Druckgefühl, scheuernde Stellen oder Schmerzen in der Speiseröhre oder im Nasen-Rachen-Raum, so muß die Sondenlage gleichfalls kontrolliert werden. Solche Zeichen deuten auf eine geknickte oder hochgeschobene Sonde hin, deren Sondenende nicht mehr einwandfrei im Magen positioniert sein wird.

Zur Vermeidung von Sondenverstopfung muß die Sonde unbedingt regelmäßig gespült werden. Das Spülen der Sonde ist für transnasale Sonden ebenso wichtig wie für PEG-Sonden. Allerdings ist der Austausch einer PEG mit höheren Kosten und stärkerer Belastung des Patienten verbunden (oder im Falle von Stenosen bereits nicht mehr möglich!), so daß bei diesen Patienten das größte Augenmerk auf die Vermeidung derartiger Komplikationen gelegt werden sollte. In folgenden Situationen wird die Sonde gespült:

- nach jeder Flasche/jedem Beutel
- am Beginn und am Ende jeder Nahrungsgabe
- vor *und* nach jeder Medikamentenapplikation über die Sonde

Das Spülen wird mit etwa 30 ml Wasser oder Tee durchgeführt. In keinem Fall dürfen zum Spülen säurehaltigen Flüssigkeiten verwendet werden wie Früchtetee (Hagebutten-, Malventee o. ä.) oder Fruchtsäfte. Die Säure in diesen Getränken führt zur Gerinnung des Proteins in der Sondennahrung und kann so eine Verstopfung der Sonde auslösen. Medikamente bewirken unter Umständen das Gleiche und dürfen deshalb nicht mit dem Substrat in Berührung kommen.

Besteht bereits eine Verstopfung, so muß vorsichtig versucht werden, diese mit Wasser freizuspülen. Dabei kann mit der Blasenspritze das Wasser in der Sonde vor- und zurückbewegt werden. Keinesfalls darf dabei ein hoher Druck ausgeübt werden (keine kleinvolumigen Spritzen verwenden!), da es sonst zum Platzen der Sonde kommen kann. Ebenfalls *nicht* verwendet werden darf der Führungsmandrin zum „Nachstochern" in der Sonde. Auch hier kann die Sonde durchstoßen werden mit fatalen Folgen für den Patienten. Falls die Sonde auch mit „Hausmitteln" wie Pepsinwein oder Cola nicht freizuspülen ist, muß sie gegebenenfalls erneuert werden. Befindet sich die Verstopfung einer PEG nahe am Ende der Sonde, besteht eventuell die Möglichkeit, die Sonde davor abzuschneiden. Die Ernährungsanschlüsse müssen dann erneut befestigt werden.

6.1.4   Verbandwechsel

Eine der häufigsten Komplikationen bei PEG-Patienten besteht in Wundinfektionen der Sondenaustrittsstelle. Ein sorgfältiger und regelmäßiger Verbandswechsel ist der beste Schutz gegen derartige Probleme. Verbandwechsel und Reinigung sollten vorgenommen werden:

- in der ersten Zeit (7−10 Tage) nach Anlage der PEG: täglich
- bei reizlosen Wundverhältnissen: 1−2 mal pro Woche

Der Ablauf eines Verbandwechsels gestaltet sich folgendermaßen (13):

1. Bereitstellen des Materials (Abb. 6-22):
   - Hände- und Hautdesinfektionsmittel
   - sterile Kompresse oder Tupfer
   - Verbandmaterial:
     - Schlitzkompresse (evtl. metallin beschichtet)
     - Mullkompresse
     - Stretchpflaster
     - Fixierpflaster für das Sondenende (Secutape)
   - evtl. Wundsalbe (nach ärztlicher Anweisung)

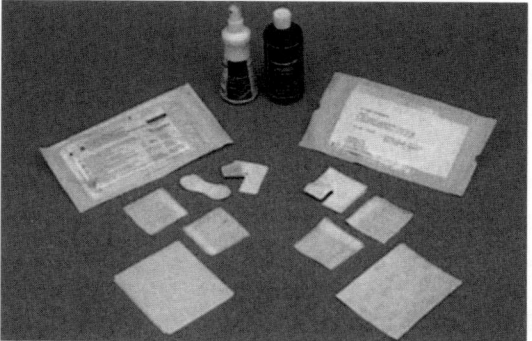

Abb. 6-22
Material.
Abb. 6-22 bis 6-32
Quelle: Fresenius AG,
Bad Homburg

2. Vorbereitung
   - Waschen und Desinfizieren der Hände (Abb. 6-23)
   - Entfernen des alten Verbandes (Abb. 6-24)
   - Öffnen und Zurückziehen der Halteplatte (Abb. 6-25)

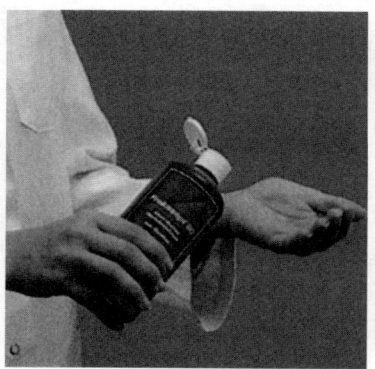 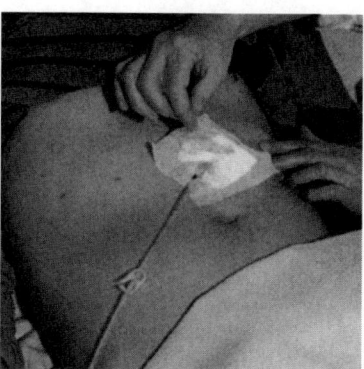

Abb. 6-23 (links)
Waschen und Desin-
fizieren der Hände.
Aus: Praxis der
enteralen Ernährung,
Fresenius,
Bad Homburg

Abb. 6-24 (rechts)
Entfernen des alten
Verbandes. Aus:
Praxis der enteralen
Ernährung, Fresenius,
Bad Homburg

Abb. 6-25 (links)
Öffnen und Zurück-
ziehen der Halteplatte.

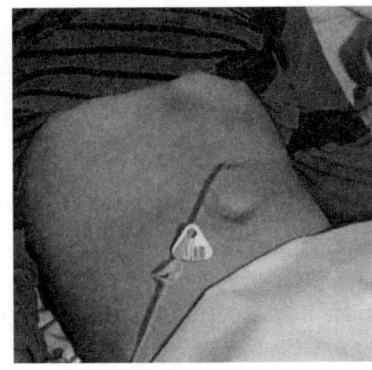 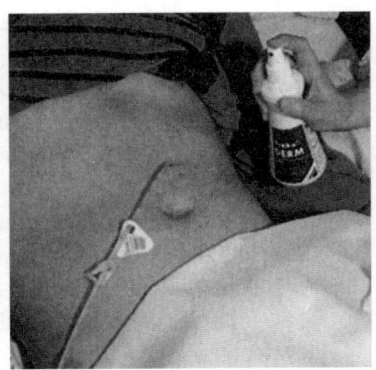

Abb. 6-25 (links)
Öffnen und Zurück-
ziehen der Halteplatte.

Abb. 6-26 (rechts)
Desinfektion der Haut
um die Einstichstelle.

3. Reinigung des Wundbereichs
   - Desinfektion der Haut um die Einstichstelle (Abb. 6-26)
   - Desinfektion der Sonde und der Halteplatte (Abb. 6-27)
   - erneute Händedesinfektion
   - Reinigung der Haut mit steriler Mullkompresse (von innen nach außen)
   - erneutes Besprühen mit Desinfektionsmittel (Einwirkungs- und Trocknungszeit beachten)

Abb. 6-27 (links)
Desinfektion der
Sonde und der Halte-
platte.

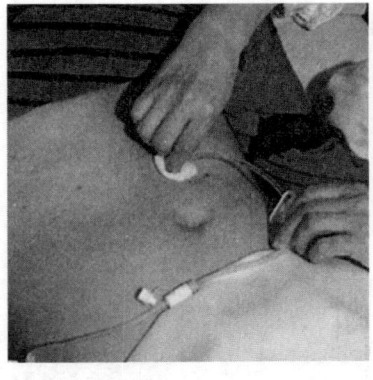 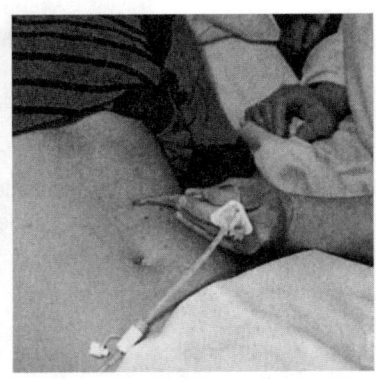

Abb. 6-28 (rechts)
Lockerung der Sonde.

4. Verband anlegen
   - Sonde etwas lockern und bis zum *leichten* Widerstand wieder anziehen (Abb. 6-28)
   - bei Entzündungszeichen: nach ärztlicher Anweisung behandeln
   - sterile Schlitzkompresse unter die Halteplatte legen
   - Halteplatte auf die Schlitzkompresse zurückschieben und fixieren (Abb. 6-29)

- mit Mullkompresse abdecken (Abb. 6-30)
- gesamten Bereich mit großem Stretchpflaster fixieren (Abb. 6-31)
- Sondenende separat fixieren (Abb. 6-32).

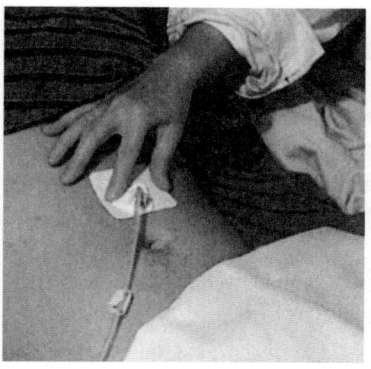 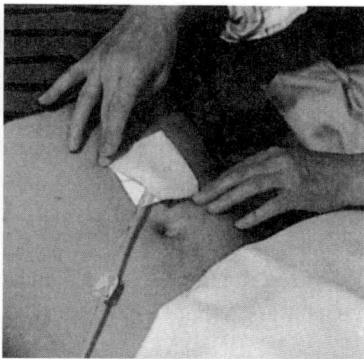

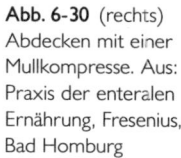

Abb. 6-29 (links) Fixierung der Halteplatte. Aus: Praxis der enteralen Ernährung, Fresenius, Bad Homburg

Abb. 6-30 (rechts) Abdecken mit einer Mullkompresse. Aus: Praxis der enteralen Ernährung, Fresenius, Bad Homburg

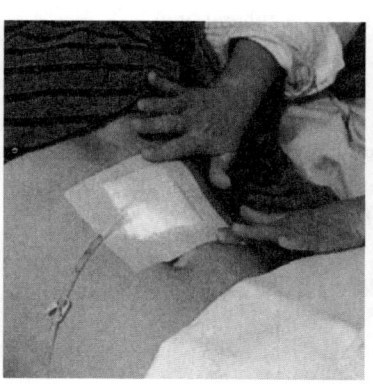 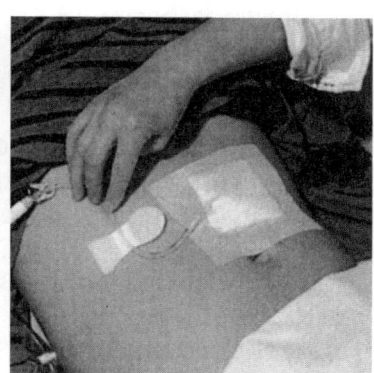

Abb. 6-31 (links) Fixierung mit Stretchpflaster. Aus: Praxis der enteralen Ernährung, Fresenius, Bad Homburg

Abb. 6-32 (rechts) Fixieren des Sondenendes. Aus: Praxis der enteralen Ernährung, Fresenius, Bad Homburg

Häufige Ursachen für Komplikationen sind ein zu festes Anziehen der Sonde und das Entstehen einer feuchten Kammer unter der Halteplatte. Durch eine stramme Fixierung kommt es zu hohem Druck der inneren Halteplatte auf die Magenwand und nachfolgend zu Drucknekrosen. Der Widerstand beim Zurückziehen der Sonde sollte deshalb nur locker zu spüren sein. Eine feuchte Kammer unter der äußeren Halteplatte begünstigt Hautreizungen und Wundinfektionen an der Punktionsstelle. Ein häufiger und sorgfältiger Verbandswechsel mit ausreichender Trocknungszeit wirkt hier vorbeugend. Die Verwendung einer metallinen Schlitzkompresse trägt dazu bei, Feuchtigkeit von der Haut fern zu halten. Bereits bestehende Entzündungen müssen eventuell antibiotisch nach ärztlicher Indikation therapiert werden.

Der Punktionskanal bildet sich bei reizlosen Wundverhältnissen nach einiger Zeit bindegewebig aus, so daß die Patienten Duschen, Baden oder Schwimmen können. Anschließend wird der Verband erneuert.

6.2   Hygienemaßnahmen

Sondennahrung bietet für Keime optimale Wachstumsbedingungen und ist deshalb für Kontamination überaus anfällig (2). Der Umgang mit Sondennahrung und Applikationshilfen erfordert deshalb – neben den beschriebenen Hygiene- und Pflegemaßnahmen am Patienten – sorgfältiges und sauberes Arbeiten.

Für die Kontamination des Substrats und eine nachfolgende bakterielle Vermehrung kommen folgende Quellen in Betracht:

- Hände
- Arbeitsgeräte (Spritze, Behälter für die Teezubereitung)
- Überleitsysteme, Sonde
- Sondennahrung (angerührtes Pulver oder Küchensonde) (7)

Eine Kontamination von Sondenahrung führt unter günstigen Bedingungen bereits nach kurzer Zeit zu einem exponentiellen Wachstum der Bakterien. Für die Höhe der Verkeimung ist entscheidend:

- die Anzahl der eingebrachten Bakterien
- die Umgebungstemperatur
- die Inkubationszeit

Diese Faktoren sollten insgesamt minimiert werden. Im Umgang mit Sondennahrung sind folgende Vorsichtsmaßnahmen notwendig (7):

1. Die Hände werden vor dem Umgang mit Substrat und vor Manipulation an der Sonde oder dem Überleitsystem gewaschen und desinfiziert.
2. Berührungen der Anschlußstellen (Sonde, Überleitsystem) sind zu vermeiden.
3. Angebrochene Flaschen werden im Kühlschrank aufbewahrt (maximal 24 h) und vor der Verwendung *schnell* auf die gewünschte Temperatur gebracht (Wasserbad, Mikrowelle).
4. Sondennahrung darf bei Zimmertemperatur nicht länger als 6–8 Stunden hängen.

5. Sondennahrung darf nicht in der prallen Sonne hängen.
6. Überleitsysteme dürfen nicht länger als 24 Stunden benutzt werden.
7. Beutel wird vor jeder Neubefüllung ausgespült und darf maximal 24 Stunden benutzt werden.
8. Gegebenenfalls können vorgefüllte Behälter bevorzugt werden (5).
9. Arbeitsgeräte (Spritze etc.) müssen sauber und trocken sein.
10. Nach jeder Mahlzeit wird die Sonde durchgespült.
11. Während jeder Nahrungspause wird die Anschlußstelle der Sonde mit sauberem Verschluß geschützt.
12. Zubereitung pulverförmiger Nahrung erfolgt mit abgekochtem Wasser und gründlich gereinigten Gerätschaften. Es sollten nur bedarfsgerechte Portionen zubereitet und möglichst bald verabreicht werden, da Reste nicht (auch nicht im Kühlschrank) aufbewahrt werden dürfen.
13. Im Lager auf Haltbarkeitsdatum der Sondennahrung achten.
14. Ausfällungen deuten möglicherweise auf Verderb hin.

Diese hygienischen Maßnahmen während der Sondenernährung gehen über die Küchenhygiene, wie sie bei der normalen Nahrungszubereitung durchgeführt wird, weit hinaus. Eine keimarme Handhabung ist insbesondere notwendig aufgrund der Faktoren, die der sondenernährte Patient mitbringt. Häufige Einschränkungen der betroffenen Patienten sind:

- verminderte Infektabwehr
- verringerter Schluck- und Hustenreflex mit der Gefahr von Aspirationspneumonie
- mangelnde Keimabtötung durch hohen Magensaft-pH-Wert (Medikamente, kontinuierliche Sondenernährung, Achlorhydrie)

Eine Vernachlässigung der hygienischen Anforderungen birgt entsprechende Risiken für ohnehin geschwächte Patienten, so daß eine sorgfältige Hygiene in ihrer Wichtigkeit nicht hoch genug eingeschätzt werden kann.

6.3 Ernährungsregime

Vor Beginn der enteralen Ernährung wird ein Ernährungsregime über die Art und Menge des Substrats sowie der Flüssigkeit und die Methode der Applikation festgelegt. Dieses Regime wird dokumentiert und dient im weiteren Verlauf der Überwachung der Ernährungstherapie. Im einzelnen müssen folgende Entscheidungen getroffen werden:

1. Festlegung der Applikationsart (Pumpe/Schwerkraft):
   - Bolus
   - Dauertropf

2. indikationsgerechte Auswahl des Substrats
   - hoch- bzw. niedermolekular
   - speziell adaptierte Nährstoffzusammensetzung

3. bedarfsgerechte Dosierung
   - Tagesgesamtmenge
   - Zufuhrgeschwindigkeit

4. Festlegung der adäquaten Flüssigkeitsmenge

Die Entscheidung zwischen Bolus und kontinuierlicher Ernährung ist zunächst von der Sondenlage abhängig zu machen. Sowohl Bolus als auch kontinuierliche Ernährung können je nach Ausstattung über eine Pumpe oder über Schwerkraft gegeben werden. Eine duodenale/jejunale Sondenlage ist grundsätzlich eine Kontraindikation für die Bolusgabe, da hier die Gefahr eines Dumping Syndroms besteht. Bei gastraler Sondenlage kann die Bolusgabe angewandt werden. Eine Bolusapplikation kann für mobile Patienten angenehm sein, da sie während der Pausen nicht an den Infusionsständer und die Applikationstechnik gebunden sind. Auch für Patienten, die nicht längere Zeit in der erhöhten 30°-Position gelagert werden dürfen (z.B. nach neurochirurgischen Eingriffen), kann die Boluszufuhr vorteilhaft sein. Sie müssen dann nur während und eine kurze Zeit nach der Ernährung erhöht liegen, um der Aspirationsgefahr vorzubeugen.

Nach dem Gesichtspunkt der Verträglichkeit (Diarrhoe, Erbrechen) wird von den meisten Autoren eine kontinuierliche Ernährung empfohlen. Die kontinuierliche Ernährung entspricht allerdings weniger den physiologischen Gegebenheiten der Nahrungsaufnahme als die Bolusgabe. So wird durch eine ununterbrochene enterale Ernährung der pH-Wert des Magens ständig erhöht und die Azidität des Magens kann nicht ihre keimabtötende Wirkung entfalten. Kontinuierliche Ernährung sollte aus diesem Grund zumindest für etwa vier Stunden innerhalb von 24 Stunden unterbrochen werden, damit der Magen kurzzeitig diese Aufgabe erfüllen kann.

Die Auswahl des geeigneten Substrats erfolgt auf der Basis der in Kapitel 5.3 beschriebenen Kriterien. Zunächst ist dabei die vorhandene Verdauungsleistung des Patienten von Bedeutung. Die weitere Entscheidung für ein bestimmtes Substrat sollte dann von den spezifischen Anforderungen und dem Nährstoffbedarf abhängig gemacht werden.

Tab. 6-3 Indikationsgerechte Auswahl des Substrats

Substrate	Kriterium	Indikationen
hochmolekulares Substrat	intakte Digestion und Resorption	
niedermolekulares Substrat	eingeschränkte Verdauung und verkleinerte/beeinträchtigte Resorptionsfläche	Kurzdarmsyndrom, chronisch entzündliche Darmerkrankungen, chronische Pankreasinsuffizienz
krankheitsadaptierte Substrate	spezieller Nährstoffbedarf des Patienten	je nach Indikation: Diabetes mellitus Hepatische Enzephalopathie Niereninsuffizienz Onkologische Erkrankungen Respiratorische Erkrankungen
proteinreiche Substrate	hoher Proteinbedarf	Rekonvaleszenz, Wundheilung, Verbrennungen
hochkalorische Substrate	Energiebedarf, Volumenrestriktion	Herzinsuffizienz, geringe Volumentoleranz, konsumierende Erkrankungen (Tumoren, Mucoviszidose)
Substrate mit speziellen Zusätzen (Glutamin, Arginin, RNA, Omega-3-Fettsäuren)	Stoffwechsel- und Immunsituation	intensivmedizinische Patienten mit geschwächter Abwehrlage, glutaminhaltige Substrate v.a. nach langer Nahrungskarenz/parenteraler Ernährung

Die Dosierung des entsprechenden Substrates wird aus dem Energiebedarf des Patienten ermittelt. Wie in Kapitel 3.1.1 beschrieben, wird dieser errechnet, indem das Körpergewicht (kg) mit etwa 30 kcal/d multipliziert wird. Der Energiebedarf des Patienten kann je nach seiner Erkrankung auch unter oder über diesem Wert liegen (25–40 kcal/kg KG/d) und sollte individuell abgeschätzt werden. Bei einem 60–70 kg schweren Patienten entspricht dies ca. 2000 kcal/d. Die Energiedichte des Substrats muß als nächstes in Betracht gezogen werden. Bei einer Standardenergiedichte von 1 kcal/ml ergibt das oben genannte Beispiel genau 2000 ml für die tägliche Gesamtdosis. Von einer hochkalorischen Nahrung (1,5 kcal/ml) muß eine entsprechend kleinere Menge zugeführt werden. Hier sind bereits in 1500 ml 2250 kcal enthalten.

In Situationen, in denen eine vollständige enterale Ernährung nicht toleriert wird und daher mit parenteraler Zufuhr kombiniert werden muß, sollte die enteral zugeführte Menge allein von der Verträglichkeit und nicht vom kalorischen Bedarf abhängig gemacht werden. Auch hier wird zu Anfang festgelegt, welche Tagesdosis an enteralem Substrat der Patient bekommen soll. Diese Menge wird im Verlauf der Therapie den Gegebenheiten angepaßt.

Die Flüssigkeitsmenge wird ähnlich berechnet wie die erforderliche Energie: Körpergewicht in Kilogramm X 30–40 ml/d. Dies ergibt den gesamten Flüssigkeitsbedarf, der pro Tag durch die Sondennahrung und durch zusätzliche Flüssigkeit gedeckt wird. Im Falle des 70 kg schweren Patienten besteht also ein Wasserbedarf von 2100–2800 ml/d. In diesem Wert ist der Flüssigkeitsgehalt der Sondennahrung bereits enthalten. Die reine Wasserzufuhr ergibt sich, wenn der Wassergehalt des Substrats abgezogen wird. Bei einer Standardenergiedichte enthalten die meisten Sondennahrungen ca. 800 ml Wasser. In 2000 ml Sondennahrung (=Tagesdosis des Patienten) sind dementsprechend 1600 ml Wasser enthalten. Die Differenz von 500–1200 ml muß dann noch zusätzlich über den Tag verteilt appliziert werden.

6.4   Aufbauphase

Normalerweise besteht die in den Magen aufgenommene Nahrung eines Menschen aus einem gemischt fest-flüssigen Speisebrei. Enterale Substrate sind dagegen immer flüssig und werden direkt in den Gastrointestinaltrakt appliziert. Diese Umstellung führt bei einem zu schnellen und plötzlichen Beginn der enteralen Ernährung daher häufig zu Unverträglichkeitsreaktionen (v.a. Diarrhoe). Ein langsamer Gewöhnungsprozeß, das sogenannte „Einschleichen" ist daher zu Anfang der Sondenernährung notwendig, um unnötige gastrointestinale Komplikationen zu vermeiden.

Je nach Erkrankung und Empfindlichkeit des Patienten wird die Aufbauphase der enteralen Ernährung mit 20–50 ml/h begonnen und einen Tag lang mit dieser Rate durchgeführt. Der Oberkörper des Patienten wird dabei leicht erhöht gelagert (ca. 30°), um dem Rückfließen von Mageninhalt und damit der Aspirationsgefahr vorzubeugen. Sofern keine Diarrhoe oder andere Unverträglichkeitserscheinungen (Blähungen, Schmerzen, Erbrechen, Völlegefühl) auftreten, kann am folgenden Tag die Zufuhrgeschwindigkeit um weitere 20–40 ml erhöht werden (8). Nach dieser Methode wird weiter vorgegangen, bis die endgültig angestrebte Zufuhrrate erreicht ist. Treten nach einer Erhöhung gastrointestinale Beschwerden auf, wird die vorherige Rate einen weiteren Tag lang beibehalten und erst dann ein zweiter Steigerungsversuch unternommen.

Auch bei der Bolusapplikation erfolgt der Nahrungsaufbau stufenweise über mehrere Tage. Am ersten Tag werden Boli von 50–100 ml im Abstand von zwei bis vier Stunden verabreicht. Auf eine langsame Zufuhr (10 ml/min.) ist unbedingt zu achten. Der Patient nimmt hier möglichst eine aufrechte Position ein und sollte nach Möglichkeit wach sein. Die Gesamtnahrungsmenge erreicht so etwa 500 ml am Tag. Vor der Gabe des nächsten

Bolus kann die Magenentleerungsfunktion überprüft werden, indem das Restvolumen mit einer Blasenspritze aspiriert wird. Übersteigt die Menge 100–200 ml, sollte die Gabe des Bolus verschoben und eine mögliche Magenentleerungsstörung weiter überwacht werden. Nach der Aspiration von Mageninhalt muß die Sonde in jedem Fall gut durchgespült werden, damit die Magensäure nicht mit frischer Sondennahrung in Berührung kommt und zu Ausflockungen führt, die dann die Sonde verstopfen können. Verträgt der Patient diese Menge gut, kann am nächsten Tag die Dosis um weitere 500 ml gesteigert werden, indem größere Boli von 100–200 ml gegeben werden. Auch dieses Verfahren wird bei komplikationsfreiem Verlauf bis zur Erreichung der notwendigen Gesamtdosis von 2000–2500 ml durchgeführt (8;15).

Die Aufbauphase kann je nach Empfindlichkeit des Magen-Darm-Trakts nur zwei bis drei oder aber etliche Tage in Anspruch nehmen (8). Während dieser Zeit wird nur ein geringer Teil des Flüssigkeitsbedarfs über die Sondennahrung gedeckt und die zusätzliche Gabe von Flüssigkeit muß besonders sorgfältig erfolgen.

Bei früher enteraler Ernährung postoperativ oder posttraumatisch wird der Nahrungsaufbau besonders vorsichtig durchgeführt. Bei einer Zufuhrgeschwindigkeit von 10–20 ml wird eine vollständige enterale Nährstoffzufuhr erst frühestens am fünften postoperativen Tag erreicht. In dieser Zeit erfolgt die Flüssigkeitszufuhr parenteral und abhängig von der bestehenden oder drohenden Mangelernährung gleichzeitig auch eine parenterale Supplementierung von Nährstoffen (15).

Idealerweise wird während dieses langsamen Nahrungsaufbaus eine Ernährungspumpe verwendet, damit auch die sehr geringen Zufuhrraten realisiert und überwacht werden können. Situationen, in denen lediglich tröpfchenweise ernährt werden kann, machen eine Pumpe unabdingbar.

Dauert die Aufbauphase nur kurz und es wird keine Infusionstherapie durchgeführt, so muß in jedem Fall die fehlende Flüssigkeitsmenge über die Sonde zugeführt werden. Ein sorgfältiges Vorgehen während der Aufbauphase trägt dazu bei, schwere Komplikationen zu vermeiden und das Ziel einer enteralen Nährstoffzufuhr letztendlich sicherer zu erreichen.

6.5   Überwachung und Dokumentation

Die Überwachung der enteralen Ernährungstherapie dient zwei wichtigen Zielen:

■ Erfolgskontrolle des verordneten Ernährungsregimes
■ frühzeitiges Erkennen von Komplikationen

Das aufgestellte Ernährungskonzept beruht zunächst auf einem angenommenen Bedarf und einer weitgehenden Verträglichkeit der Therapie. Das Monitoring des Patienten gibt Aufschluß darüber, inwieweit Anpassungen an die individuelle Situation des Patienten vorgenommen werden müssen. Auf der Basis des anfangs ermittelten Ernährungsstatus sollte ein zu erreichendes Ziel in Bezug auf die Erhaltung oder Verbesserung des Ernährungszustands festgelegt worden sein. Die Effizienz der Therapie kann an diesem Ziel gemessen werden. Dementsprechend sind die zu erhebenden Parameter bei der Erfolgskontrolle denen des Ernährungsassessment (Kapitel 2) ähnlich. Die Häufigkeit und zeitlichen Abstände dieses Monitorings richten sich dabei nach der Sensitivität und den Kosten der betreffenden Parameter.

Die Erfassung von Komplikationen ist dagegen Bestandteil der täglichen Beobachtung. Ein frühzeitiges Erkennen von auftretenden Komplikationen trägt zu deren Begrenzung und Beseitigung bei. Hilfreich ist auch die Dokumentation von patientenspezifischen Faktoren, die ihn für bestimmte Komplikationen prädisponieren (z. B. Magenentleerungsstörungen für Aspirationsgefahr oder agitierte Patienten für Sondendislokation).

Parameter für die Erfassung von akuten metabolischen Komplikationen beziehen sich in erster Linie auf den Hydratationsstatus des Patienten, die Elektrolytbalance und die Blutzuckerkonzentration.

Neben den Laborparametern für die Erfassung des Ernährungszustands (z. B. Serumproteine) und des metabolischen Verlaufs sollten alle relevanten klinischen Beobachtungen dokumentiert werden. Die Beachtung von Stuhlhäufigkeit und -konsistenz, Schleimhautirritationen bei transnasalen Sonden bzw. Hautrötung bei perkutanen Sonden liefert erste Hinweise auf entstehende Probleme.

Tab. 6-4 Monitoring und Dokumentation der enteralen Ernährung (13; 17)

Monitoring	Dokumentierter Parameter	Häufigkeit der Erhebung
Ernährungsdaten	Produktname Substratmenge (ml/d) Zufuhrgeschwindigkeit (ml/h) zusätzliche Flüssigkeit gesamter Flüssigkeitsbedarf orale Aufnahme (Speisen, Getränke)	
Klinische Beobachtung	Bewußtsein Urinmenge Stuhlfrequenz Stuhlmenge Stuhlkonsistenz Ödembildung (Gewichtszunahme $>$ 250 g/d) Haut-/Schleimhautreizung Temperatur	täglich täglich täglich täglich täglich täglich täglich täglich
Metabolisches Monitoring	Glucose Natrium (Serum, Urin) Kalium (Serum, Urin) Chlorid (Serum, Urin) Fettstoffwechselparameter	bei instabiler Stoffwechsellage, nach Indikation bei instabiler Stoffwechsellage und hohen Verlusten (Diarrhoe), nach Indikation bei instabiler Stoffwechsellage und hohen Verlusten (Diarrhoe), nach Indikation bei instabiler Stoffwechsellage und hohen Verlusten (Diarrhoe) nach Indikation nach Indikation (nur bei Langzeiternährung)
Erfassung des Ernährungsstatus	Gewichtsverlauf Serumproteine (Albumin, Präalbumin, Transferrin, Cholinesterase) Kreatinin N-Bilanz	1–2 mal wöchentlich je nach Parameter 2 mal wöchentlich bis 1 mal monatlich (siehe Kapitel 2) nach Indikation nach Indikation

6.6 Arzneimittel

Eine ganze Reihe von Patienten mit enteraler Ernährung bekommt zusätzlich Medikamente in mehr oder weniger großer Zahl verabreicht. Zunächst treten häufig mit der Applikationsform des betreffenden Medikaments Probleme auf, denn bei der Applikation von Medikamenten über die Sonde kann es zu Verstopfungen kommen. Zu diesen technischen Schwierigkeiten kommen noch Fragen hinzu, die mit dem pharmakologischen Charakter des Arzneistoffs zusammenhängen. Die Resorption des Medikaments muß bei der bestehenden Lage des Sondenendes (gastral/duodenal) möglich sein. Darüberhinaus sind Wechselwirkungen des Arzneimittels mit der Sondennahrung in verschiedener Weise möglich. Neben der chemischen Inkompatibilität (Ausflockung der Nahrung) sind auch Beeinträchtigungen der Nährstoffresorption durch das Medikament und umgekehrt eingeschränkte Wirksamkeit des Pharmakons denkbar (19). Möglicherweise muß durch die genannte Wechselwirkung eine Dosisveränderung oder spezielles Monitoring der medikamentösen Therapie durchgeführt werden. In jedem Fall sollte bei der Verabreichung von Medikamenten über die Sonde ein Pharmzeut hinzugezogen werden. Er kann gegebenfalls auch beurteilen, ob bei festen Applikationsformen (Tabletten, Kapseln, Dragees etc.) das Ausweichen auf eine flüssige, parenterale, rektale, transdermale Applikationsform oder einen therapeutisch gleichwertigen Stoff mit weniger problematischer Darreichungsform möglich ist (14).

Aus pflegerischer Sicht sind zur Vermeidung von technischen Problemen einige Grundregeln bei der Medikamentenapplikation über die Sonde strikt einzuhalten (14):

- Medikament und Nahrung dürfen nicht in der Sonde zusammenkommen. Daher muß vor *und* nach jeder Medikamentengabe gut mit 15–30 ml Wasser (Kinder: 5–10 ml) gespült werden.
- Arzneimittel können nicht direkt der Sondennahrung beigemischt werden.
- Sind keine flüssigen Alternativen verfügbar, kann nach Rücksprache mit dem Pharmazeut die feste Form in einem Mörser gründlich zerkleinert werden. Dieses Pulver wie auch der Inhalt von Kapseln wird mit ausreichend Wasser (10–15 ml) suspendiert und kann über die Sonde gegeben werden.
- Jedes Arzneimittel wird getrennt verabreicht.
- Bei der Applikation darf kein hoher Druck ausgeübt werden.
- Stark visköse Flüssigkeiten (z.B. Sirup) oder konzentrierte Lösungen mit hoher Osmolarität können verdünnt werden.

Literaturverzeichnis

1. Anderton, A.: Reducing bacterial contamination in enteral tube feeds. British J. of Nursing 1995; 4: 368–375.
2. Bussy, V.; Marechal, F.; Nasca, S.: Microbial Contamination of Enteral Feeding Tubes Occuring During Nutritional Treatment. JPEN 1992; 16: 552–557.
3. Clevenger, F.W.; Rodriguez, D.J.: Decision-Making for Enteral Feeding Administration: The Why Behind Where and How. Nutr. Clin. Pract. 1995; 10: 104–113.
4. Collier, P; Kudsk, K.A.; Glezer, J.; Brown, R.O.: Fiber-Containing Formula and Needle Catheter Jejunostomies: A Clinical Evaluation. Nutr. Clin. Pract. 1994, 9: 101–103.
5. Curtas, S.; Forbes, B.; Meguid, V.; Meguid, M.M.: Bacteriological Safety of Closed Enteral Delivery System. Nutrition 1991; 7: 340–343.

6. Daniel, H.: Grundlagen und Technik der Sondenernährung. Dtsch. Apothekerzeitung 1990; 130: 2047–2052.
7. Daschner, F.: Hygienemaßnahmen bei enteraler Ernährung. Pfrimmer-Nutricia GmbH und Co. KG, Erlangen.
8. Heimburger, D.C.; Weinsier, R.L. (Hrsg.): Handbook of Clinical Nutrition. St.Louis 1997.
9. Jung, M.; Harz, C.; Pimentel, F.: Perkutane endoskopische Gastrostomie. Dtsch. med. Wschr. 1991; 116: 1063–1068.
10. Kemen, M.; Homann, H.-H.; Senkal, M.; Zumtobel, V.: Die Bedeutung der postoperativen enteralen Ernährung. Chir. Gastroenterologie 1994; 10: 198–201.
11. Lämmermann-Szerbinski, M.: Enterale Ernährung (Teil 2). Pflege aktuell 1996; 352–356.
12. Liefhold, J.; Heun, G.; Hermann-Hirche, E.: Applikation von retardiertem Morphinsulfat bei künstlicher Ernährung. Z. Allg. Med. 1996; 72:707–709.
13. Praxis der enteralen Ernährung. Fresenius AG, Bad Homburg.
14. Probst, W.: Arzneimitteltherapie bei Patienten mit Ernährungssonde. PZ Prisma 1997: 4: 31–41.
15. Senkal, M.; Kemen, M.; Homann, H.-H.; Eickhoff, U.; Zumtobel, V.: Praktische Durchführung enteraler Ernährung. Dtsch. Ärztebl. 1995; 92: 483–488.
16. Taylor, S.; Goodinson-McLaren, S.: Nutritional Support: A Team Approach. London 1992.
17. Teasley-Strausburg, K.M. (Hrsg.): Nutrition Support Handbook. Cincinnati 1992.
18. Tilkes, F.; Rodemer, U.: Untersuchungen zur Kontamination und Infektionsgefahr bei enteraler Ernährung. Forum-Städte-Hygiene 1986; 37: 405–409.
19. Walter-Sack, I.: Nahrungsaufnahme und Resorption von Arzneimitteln aus dem Magen-Darm-Trakt. Akt. Ern. Med. 1990; 15: 144–149.

7 Komplikationen der enteralen Ernährung

Die Gründe für das Auftreten von Komplikationen sind vielfältig und sollten entsprechend differenziert betrachtet werden. Nicht alle Probleme werden durch die enterale Ernährung allein verursacht, sondern stehen häufig auch im Zusammenhang mit den Begleiterkrankungen, den individuellen Risikofaktoren des Patienten und Nebenwirkungen der jeweiligen Therapie. Bei der Vermeidung und Beseitigung von Komplikationen müssen daher all diese auslösenden Faktoren Gegenstand der Bemühungen sein. Unter Umständen kann der Grund für eine Komplikation nicht ohne weiteres eliminiert werden wie z. B. bei Nebenwirkungen notwendiger Therapien. In diesem Fall muß sehr sorgfältig zwischen dem Nutzen und dem Risiko einer weiteren enteralen Ernährung abgewogen und gegebenenfalls ein Kompromiß unter Abwägung aller Notwendigkeiten gefunden werden.

7.1 Gastrointestinale Komplikationen

Gastrointestinale Komplikationen gehören in der Regel nicht zu den akuten oder lebensbedrohlichen Störungen, doch eine effiziente enterale Ernährung wird davon in hohem Maße beeinträchtigt. Zu den gastrointestinalen Komplikationen zählen eine Reihe von Erscheinungen: Übelkeit, Aufstoßen, Erbrechen, Völlegefühl, Blähungen, Verstopfung und Durchfall. Nicht selten muß die Sondenernährung aufgrund von gastrointestinalen Beschwerden unterbrochen oder verringert werden und die ausreichende Nährstoffversorgung insbesondere von bereits mangelernährten Patienten ist gefährdet. Darüberhinaus leiden die Patienten unter diesen Erscheinungen und ihre Lebensqualität ist noch zusätzlich zur Krankheit stark beeinträchtigt. Nicht zuletzt sind auch Pflegende von den widrigen Umständen betroffen, die in erster Linie durch Diarrhoen ausgelöst werden. Hinzu kommt noch ein höherer Pflege- und Therapieaufwand, der eine Erhöhung der Kosten verursacht.

7.1.1 Diarrhoe

Der Durchfall wird zu den häufigsten Schwierigkeiten während der enteralen Ernährung gerechnet. Die Zahl der betroffenen Patienten wird mit bis zu 68 % auf Intensivstationen und 25 % auf peripheren Stationen angegeben (1). Diarrhoe bringt nicht nur für die Patienten Unannehmlichkeiten mit sich, sondern auch Pflegeprobleme, die Gefahr metabolischer Imbalancen (Wasser- und Elektrolytverluste) sowie letztlich auch Nährstoffdefizite.

Lange Zeit wurde der Durchfall während enteraler Ernährung allein der Sondenernährung angelastet und war möglicherweise auch einer der Hauptgründe für ihre zögerliche Entwicklung in Deutschland und ihren relativ seltenen Einsatz. Inzwischen sind eine Vielzahl von verschiedenen beteiligten Faktoren identifiziert, die nicht alle ursächlich mit der Sondenernährung zusammenhängen.

Eine umfassende Bewertung dieses Problems wird nicht zuletzt auch erschwert durch die fehlende klare Definition der Diarrhoe (5). Wie Zimmaro et al. in ihrer Übersicht ausführen, finden sich nicht weniger als 14 Definitionen von Durchfall in der Literatur (20). Viele Forscher und Kliniker entwickeln daher ihre eigenen mehr oder weniger übereinstimmenden Beschreibungen von Durchfall. Eine höhere Stuhlfrequenz, höherer Wassergehalt, größeres Stuhlgewicht und flüssige Konsistenz sind Merkmale für Diarrhoe. Mehr als drei flüssige Stühle am Tag werden im allgemeinen als Durchfall bezeichnet, eine wissenschaftlich gültige Definition ist auch dies nicht.

Außer durch die Zusammensetzung der Sondenkost kann Diarrhoe während der Sondenernährung ausgelöst werden durch die begleitende medikamentöse Therapie, die Grunderkrankung, bakterielle Kontamination der Nahrung, Infektionen des Gastrointestinaltrakts, Hypalbuminämie und eine zu schnelle Zufuhrgeschwindigkeit. In welchem Umfang diese Umstände im einzelnen zur Entstehung der Diarrhoe während enteraler Ernährung beitragen und welche Wechselwirkungen der Einflußfaktoren bestehen, konnte bislang von der Forschung nicht genau quantifiziert werden (3). Aus pflegerischer Sicht sind diese Expertenstreitigkeiten weniger relevant, denn es ist unumstritten, daß die erwähnten Faktoren bei der Entstehung von Durchfall beteiligt sind – in welchem Ausmaß auch immer. Auch wenn die zum Teil widersprüchlichen oder ungenauen Forschungsaussagen keine *exakten* Empfehlungen für die Pflege geben, lassen sich doch einige Erkenntnisse sinnvoll in pflegerische Maßnahmen umsetzen. Zunächst ist es wichtig, die möglichen Ursachen für Durchfall und ihre Mechanismen zu kennen, um adäquate Maßnahmen einleiten zu können. Tabelle 7–1 gibt über die relevanten auslösenden Faktoren und notwendigen Therapiemaßnahmen einen Überblick.

Medikamentöse Therapie

An erster Stelle sind als durchfallauslösende Medikamente die Antibiotika zu nennen. Sie können die normale intestinale Flora zerstören und damit das Wachstum von toxinbildenden Bakterien wie Clostridium difficile begünstigen. Die Toxine verursachen Irritationen der Darmschleimhaut, eine verstärkte Darmmotilität, verringerte Absorption und nachfolgend Diarrhoe.

Eine Clostridium difficile-Infektion kann vor allem vermutet werden, wenn der Patient den Durchfall im Laufe der Antibiotikatherapie entwickelt. In diesem Fall ist zur Diagnose eine Stuhlkultur bzw. der Toxinnachweis unbedingt erforderlich. Schwere und anhaltende Diarrhoe mit positivem Clostridium difficile-Nachweis erfordert ein spezifisches Antibiotikum (z. B. Vancomycin). Bei Verdacht oder Diagnose einer gastrointestinalen Infektion sind Antidiarrhoika kontraindiziert, denn sie bewirken eine verlängerte Exposition an Bakterientoxin und damit Schädigung der Darmmukosa. Nach Möglichkeit sollte die Antibiotikatherapie beendet werden. Die Wiederherstellung der Darmflora dauert Tage bis Wochen und kann eventuell durch die Gabe von Präparaten mit säuregeschützten Darmorganismen unterstützt werden (z. B. Perenterol). Auch verdünnter Naturjoghurt kann als unterstützende Maßnahme zur Förderung der Darmflora verwendet werden (nicht mit Sondennahrung zusammenbringen!).

Medikamente, die ebenfalls begünstigend auf Diarrhoe wirken, sind alle hyperosmolaren pharmazeutischen Zubereitungen oder stark osmotisch wirksame Substanzen, die in Mediakenten enthalten sein können. Zu den letztgenannten zählen der Zuckeraustauschstoff Sorbitol sowie Lactulose, die beide auch als Laxantien Verwendung finden.

Eine hilfreiche Maßnahme bei der Verabreichung solcher hyperosmolarer Zubereitungen ist eine vorherige Verdünnung mit Wasser, um den osmotischen Effekt zu minimieren. Diese Praxis sollte allerdings nicht ohne pharmazeutischen Rat angewandt werden (15).

Erfahrungsgemäß gehören H_2-Blocker, magnesiumhaltige Antazida sowie in hohem Maße Zytostatika ebenfalls zu den Medikamenten, die Durchfall auslösen. Während die Notwendigkeit einer Säurehemmung im Magen unter enteraler Ernährung fragwürdig ist und die Indikation für entsprechende Medikation überprüft werden sollte, sind Zytostatika in der Regel unverzichtbar. Sie können Auslöser einer Chemoenteritis sein, also einer entzündlichen Veränderung der Resorptionsfläche im Dünndarm. Möglicherweise ist in dieser Situation die Anwendung von niedermolekularen Oligopeptiddiäten hilfreich und kann versuchsweise angewendet werden.

Grunderkrankung

Alle Erkrankungen, die mit schwerer Malabsorption einhergehen, sind starke Risikofaktoren für die Entwicklung einer Diarrhoe. Malabsorption tritt beispielsweise auf bei: AIDS/HIV, chronisch entzündlichen Darmerkrankungen (Morbus Crohn, Colitis ulcerosa), Kurzdarmsyndrom, Zöliakie/Sprue, Pankresinsuffizienz, Mucoviszidose.

Weniger beachtet ist die Tatsache, daß auch Patienten mit schlecht eingestelltem Diabetes mellitus intermittierend zu wässrigen Stühlen neigen, die gehäuft nachts auftreten können. Ein schlecht kontrollierter Diabetes kann assoziiert sein mit Glutenunverträglichkeit, chronischer Pankreatitis, Schädigungen des autonomen Nervensystems (Motilitätssteuerung), Magenentleerungsstörungen, bakteriellem Wachstum und Infektionen im Intestinaltrakt sowie Malabsorption von Gallensäuren (5). Eine sorgfältige Stoffwechselkontrolle zur Minimierung der gastrointestinalen Komplikationen steht hier im Zentrum der Bemühungen. Infektionen werden entsprechend antibiotisch behandelt. Die Stoffwechselführung während der Sondenernährung wird erleichtert durch kontinuierliche Pumpenapplikation, ballaststoffhaltige Sondennahrung und spezielle Substrate für Diabetiker, in denen Fruktose/Xylit enthalten ist.

Bakterielle, parasitäre und andere Infektionen des Gastrointestinaltrakts bedürfen der diagnostischen Abklärung und entsprechenden Behandlung. Wie bereits oben beschrieben, dürfen motilitätshemmende Antidiarrhoika nicht angewendet werden, wenn der Verdacht auf eine Infektion besteht. Durch die Verlangsamung der Darmperistaltik verlängern sie den Verbleib des Erregers im Darm und vergrößern so das Risiko schwerer Komplikationen.

Intensivpatienten leiden unter einer ganzen Reihe von Störungen des Magen-Darm-Trakts, die für Durchfall verantwortlich gemacht werden können. Postoperativ bzw. posttraumatisch können die Motilität des Magens und des Dickdarms sowie die Sekretion von Verdauungsenzymen gestört sein. Diarrhoe kann auftreten, wenn Regulierungsvorgänge im Darm fehlen, z.B. ein Einsetzen der Dünndarmperistaltik bei weiterhin bestehender Atonie des Kolons (6). Hinzu kommen häufig auch Antibiotikatherapien und möglicherweise eine Mukosaatrophie, wenn mehrere Tage gar nicht oder parenteral ernährt wurde.

Neben der Therapie möglicher Infektionen ist die Stabilisierung des Wasser- und Elektrolythaushalts bei diesen Patienten von Bedeutung. Die enterale

Ernährung verlangt im intensivmedizinischen Bereich ganz besondere Aufmerksamkeit, was eine sehr langsame Aufbauphase, kontinuierliche Zufuhr in kleinen Mengen und hygienisch absolut einwandfreien Umgang erfordert. Eine kalorisch ausreichende Ernährung ist dennoch auf enteralem Weg oft nicht zu erreichen, so daß mit parenteraler Ernährung Nährstoffe supplementiert werden müssen. Die Kombination von enteraler und parenteraler Ernährung hat sich in der Intensivtherapie zunehmend durchgesetzt, eine absolute Indikation für alleinige parenterale Ernährung ist die Diarrhoe nicht mehr in jedem Fall.

Hypalbuminämie

Hypalbuminämie mit einem Serumalbuminwert von $< 3,5$ mg/dl ist verbunden mit Ödemen der intestinalen Mukosa und einer entsprechenden Störung der Absorption. Schon früh erkannte man den Zusammenhang zwischen Albuminmangel und Durchfall bei enteraler Ernährung (2), doch in der Praxis wird diesem Umstand oft wenig Beachtung geschenkt. Hypalbuminämie resultiert in der Regel aus einer Proteinmangelernährung bzw. Katabolie. Proteinmangel wirkt sich außerdem auch negativ aus auf die Zahl und Höhe der Mikrovilli im Darm und die Menge der Verdauungsenzyme. Diese weitere Verringerung der Absorptionskapazität wirkt zusätzlich als begünstigender Faktor für die Entstehung von Durchfall (10).

Sondenernährung

Sondenernährung gilt als einer der auslösenden Faktoren, wenn der Patient durch die oben beschriebenen Situationen bereits prädisponiert für Diarrhoe ist. Diarrhoe kann zum einen durch die Zusammensetzung und zum anderen durch die Applikation ausgelöst werden. In der Zusammensetzung der Sondennahrung kann der Lactosegehalt, eine zu hohe Osmolarität, eine zu niedrige Natriumkonzentration oder eine der Indikation nicht entsprechende Nahrung (z. B. hochmolekulares Substrat bei schwerer Maldigestion) ausschlaggebend sein. Bei der Zufuhr darf die Nahrung nicht zu kalt sein, nicht zu schnell zugeführt werden und es muß auf einen stufenweisen Aufbau sowie die richtige Sondenlage geachtet werden. Eine Bolusapplikation führt zu schweren Durchfällen, wenn die Sonde duodenal gelegt wurde oder aber durch die Peristaltik des Magens versehentlich transpylorisch transportiert wurde.

Tab. 7-1 Therapiebedingte Ursachen, Prävention und Therapie der Diarrhoe unter enteraler Ernährung (3; 5; 9; 13; 16; 18; 19)

Therapiebedingte Ursache	spezielle Symptome	Prävention/Therapie
Antibiotika	Zu Beginn einer Diarrhoe mit Einsatz der Antibiotikatherapie und bis zu 2 Wochen danach	■ Antibiotkatherapie so kurz wie möglich durchführen ■ wenn möglich keine Breitspektrum- sondern spezifische Antibiotika einsetzen ■ wenn möglich parenterale statt oraler Form der Applikation ■ gezielter Aufbau der Darmflora nach Abschluß der Therapie
Srahlen-/ Chemotherapie	Maldigestion Malabsorption	■ Wechsel zu leicht resorbierbaren, niedermolekularen Substraten
Antazida		■ Überprüfung der Indikation für Antazida während enteraler Ernährung
Hyperosmolare Medikamenten- zubereitungen	osmotische Diarrhoe: wässrige Stühle, jedoch ohne Blutbeimischung und Schmerzen	■ Verdünnung des Medikaments ■ Aufteilen der Dosis (beides nach pharmazeutischem Rat)
Catecholamine	Motilitätsstörung	■ Verlangsamung der Zufuhrgeschwindigkeit

Tab. 7-2 Erkrankungsbedingte Ursachen, Prävention und Therapie der Diarrhoe unter enteraler Ernährung (3; 5; 9; 13; 16; 18; 19)

Erkrankungs- bedingte Ursache	spezielle Symptome	Prävention/Therapie
Hypoalbuminämie	Ödeme, Proteinmangelernährung, Gewichtsverlust	■ Verlangsamung der Zufuhrgeschwindigkeit ■ evtl. parenterale Substitution von Nährstoffen
schlecht eingestellter Diabetes mellitus		■ sorgfältige Stoffwechselkontrolle
Malabsorption	bei Pankreasinsuffizienz: Steatorrhoe	■ je nach Ursache Wechsel zu niedermolekularem Substrat ■ pumpenassistierte langsame Zufuhr ■ bei Pankreasinsuffizienz: Substitution von Pankreasenzym ■ bei Kurzdarm: Substrat mit löslichen Ballaststoffen zur Beschleunigung der Adaptation
Motilitätsstörung (postoperativ)		■ extrem langsamer Nahrungsaufbau (initial 10–20 ml/h) ■ pumpenassistierte langsame Zufuhr ■ duodenale Sondenlage vorziehen (gastrale Motilitätsstörung hält länger an)

Tab. 7-2 (Fortsetzung)

Erkrankungs-bedingte Ursache	spezielle Symptome	Prävention/Therapie
gastrointestinale Infektion	Stuhlkultur!	■ adäquate Therapie der Infektion (antibiotisch) ■ Kontamination der Sondennahrung unbedingt vermeiden durch Beachtung der Hygieneregeln (s. Kap. 6.2) ■ orale Rehydrationslösung kann 24 h über die Sonde gegeben werden, danach langsamer Wiederaufbau der Ernährung ■ evtl. gezielter Aufbau der Darmflora nach Abschluß der Therapie

Tab. 7-3 Ernährungsbedingte Ursachen, Prävention und Therapie der Diarrhoe unter enteraler Ernährung (3; 5; 9; 13; 16; 18; 19)

Ernährungsbedingte Ursache	spezielle Symptome	Prävention/Therapie
Lactosegehalt		■ Wechsel zu lactosefreiem Substrat
hohe Osmolarität	osmotische Diarrhoe, wäßrige Stühle, jedoch ohne Blutbeimischung und Schmerzen	■ Wechsel zu isotonischem Substrat
fehlender Ballaststoffgehalt		■ Wechsel zu ballaststoffhaltigem Substrat
hohe Zufuhr-geschwindigkeit		■ langsamer Aufbau ■ Verringerung der Zufuhrgeschwindigkeit
zu schneller Aufbau		■ Verringerung der Zufuhrgeschwindigkeit ■ Beibehalten einer langsamen Zufuhrrate bis zur Komplikationsfreiheit
niedriger Natriumgehalt		■ Zusatz von Kochsalz ■ Wechsel zu Substrat mit höherem Natriumgehalt
niedrige Temperatur		■ schnelles Anwärmen auf Zimmertemperatur: in der Mikrowelle (anschließend gut schütteln!) oder im Wasserbad
transpylorische Sondenlage		■ bei duodenaler Sonde nur kontinuierlich ernähren ■ Sondenlage überprüfen ■ zur Kontrolle Markierung an der Sondenaustrittsstelle vor der Nase anbringen

Grundsätzlich darf beim Auftreten von Diarrhoe erst *nach Abklärung* der Ursache ein Antidiarrhoikum eingesetzt werden. Auf einen Ausgleich der Wasser- und Elektrolytverluste (oral oder parenteral) ist unbedingt zu achten. Eventuell kann zu diesem Zweck eine orale Rehydrationslösung (z. B. Elotrans) hilfreich sein (18). Ballaststoffreiche Substrate sind für die Mehrzahl aller Sondenpatienten geeignet und stellen eine wirksame Prophylaxe und Förderung der Regulationsmechanismen dar.

7.1.2   Erbrechen, Völlegefühl, Blähungen

Eine Ursache für Völlegefühl und Übelkeit ist eine verzögerte Magenentleerung, die durch patientenbedingte Motilitätsstörungen oder einen hohen Fettanteil der Nahrung verursacht sein kann. Möglicherweise wurde auch von Beginn an eine zu hohe Zufuhrgeschwindigkeit bzw. ein zu großer Bolus gewählt. Letztlich ist die Empfindung von Völlegefühl auch subjektiv unterschiedlich. In jedem Fall ist die Substratmenge und Geschwindigkeit zu verringern und die Magenentleerungsfunktion zu überprüfen. Zwei Stunden nach der letzten Substratgabe sollten nicht mehr als 100 ml Restvolumen im Magen sein. Bei starkem Erbrechen kann die Indikation zu Antiemetika erwogen werden (18).

7.1.3   Obstipation

Obstipation tritt als Nebenwirkung von Medikamenten und bei Immobilität vermehrt auf. Sofern ein Wechsel möglich ist, sollte hier ein weniger stark verstopfungsförderndes Medikament eingesetzt werden. Insbesondere während Langzeiternährung wirkt sich auch ein fehlender Ballaststoffgehalt stark obstipierend aus. Ballaststoffe sollten daher nach Möglichkeit von Beginn der enteralen Ernährung an im Substrat enthalten sein. Auf eine ausreichende und gegebenenfalls zusätzliche Wasserzufuhr ist bei Verstopfung immer zu achten. Laxantien können nach Indikation verabreicht werden (18).

7.2   Aspiration

Aspiration ist an sich kein ungewöhnlicher Vorgang, denn auch Gesunde „verschlucken" sich von Zeit zu Zeit. Der entscheidende Unterschied zum Patienten besteht allerdings in einem funktionsfähigen Schutzmechanismus, der durch Abhusten die Ursache der Beschwerden beseitigen kann. Patienten mit fehlendem Hustenreflex sind bedroht von einer „leisen" Aspiration, die erst beim Auftreten von weiteren Symptomen wie Hypoxie, Pneumonie,

Ruhelosigkeit, Beeinträchtigung des Bewußtseins, Dyspnoe erkannt wird (4). Bei Sondenernährungspatienten ist Aspiration von Mageninhalt eine der schwerwiegendsten Komplikationen und ihre Prophylaxe hat deshalb oberste Priorität. Mullan et al. fanden beim Vorkommen von Aspirationsereignissen enteral ernährter Patienten einen gravierenden Unterschied zwischen Patienten auf peripheren und intensivmedizinischen Stationen. Die Wahrscheinlichkeit einer Aspiration war in der Intensivtherapie nur 0,9 % gegenüber einem Risiko von 4,9 % auf Normalstationen (14). Dies zeigt in diesem Zusammenhang die Notwendigkeit einer guten Kontrolle, Beobachtung und Beachtung von Risikofaktoren. Bereits das Eindringen von wenig Sondennahrung in die Luftwege kann eine Aspirationspneumonie auslösen, das Einlaufen von größeren Mengen Sondennahrung ist mit dem Leben nicht mehr vereinbar. Aspiration ist unter folgenden Bedingungen möglich:

- endotracheale Fehlplazierung der Sonde
- Lage des Sondenendes im Oesophagus
- Reflux der Nahrung

Zusätzliche Risikofaktoren des Patienten begünstigen das Risiko einer Aspiration:

- Bei Tracheostomie und beatmeten Patienten besteht ein erhöhtes Risiko einer Fehlplazierung.
- Beatmete Patienten und Patienten mit fehlendem Hustenreflex (z. B. neurologisch bedingt) verfügen nicht über einen ausreichenden Schutzreflex gegen Fremdkörper.
- Verzögerte Magenentleerung und Ansammlung von Sondennahrung im Magen begünstigt den Reflux von Nahrung.
- Eine insuffiziente Funktion des Cardiasphincters (auch bedingt durch dicklumige harte Sonden) führt zu gastroösophagealem Reflux.

Besondere Schutzmaßnahmen betreffen in erster Linie die sichere Überprüfung der Sondenlage, sowohl direkt nach der Anlage zur rechtzeitigen Erkennung einer trachealen Fehlplazierung, als auch mindestens täglich – besser noch vor jeder Nahrungsgabe –, um ein Hochrutschen des Sondenendes auszuschließen. Einem Reflux von Nahrung wird durch Oberkörperhochlagerung (30°) während und eine Stunde nach Beendigung der Ernährung vorgebeugt. Bei besonderen Risikopatienten sollte eine transpylorische Sondenlage in Erwägung gezogen werden, obwohl auch dies kein sicherer Schutz vor Aspiration darstellen muß. Überwacht werden sollte bei diesen Patienten u. a. das Vorkommen von Nahrungsresten in Sputum oder Tracheostomiesekret (4; 18; 19).

7.3 Mechanische Komplikationen

Zu den Komplikationen mechanischer Natur gehören verstopfte oder abgeknickte Sonden sowie Mukosaläsionen. Letztere sind bei Verwendung von dünnlumigen, weichen Sonden nur noch selten zu erwarten. Sorgfältig durchgeführte Pflegemaßnahmen sind normalerweise als Prävention ausreichend.

Tab. 7-4 Pflegemaßnahmen zur Prävention mechanischer Komplikationen (18; 19)

Problem	Präventionsmaßnahme	Abhilfe
Mukosaläsion	■ keine PVC-Sonden verwenden ■ transnasale Sonden so befestigen, daß kein Druck auf die Mukosa ausgeübt wird	■ Feuchthalten der Schleimhaut: gegebenenfalls Dampfinhalation, Mundspülungen, künstlicher Speichel ■ Nase mit panthenolhaltiger Creme pflegen
Sonden-verstopfung	■ Spülen der Sonde (Kap. 6.1.3): – vor und nach jeder Substratapplikation – vor und nach jeder Medikamentengabe – vor und nach jeder Aspiration von Mageninhalt ■ keine säurehaltigen Flüssigkeiten (Saft, Früchtetee) über die Sonde geben!	■ gründliches Spülen mit vorsichtigem Vor- und Zurückziehen der Flüssigkeit ■ „Auflösen" der Verstopfung mit Pepsinwein, Cola, Pankreasenzym ■ keinen hohen Druck mit kleinvolumigen Spritzen ausüben! ■ keinen Mandrin zum Durchstoßen der Verstopfung verwenden!
Abgeknickte Sonde		■ Bewegung der Sonde ■ vorsichtiges Zurückziehen ■ in jedem Fall erneute Lagekontrolle

7.4 Metabolische Komplikationen

Störungen des Stoffwechsels während enteraler Ernährung sind in der Regel assoziiert mit einer bereits instabilen Stoffwechselsituation des Patienten. Die folgende Tabelle listet eine Reihe von denkbaren metabolischen Komplikationen und ihre Prävention sowie therapeutische Maßnahmen auf.

Tab. 7-5 Metabolische Komplikationen während enteraler Ernährung

Komplikation	Ursache	Prävention/Therapie
Überwässerung (Hyperhydratation)	■ gestörte Homöostase: Herz-, Nieren- oder Leberinsuffizienz ■ Malnutrition, Hypalbuminämie ■ exzessive Wasserzufuhr	■ Natriumrestriktion ■ Wasserrestriktion ■ Diuretika ■ Monitoring der Wasserbilanz (input/output) ■ kontinuierliche Ernährung gegenüber Bolus bevorzugen
Dehydration	■ hohe gastrointestinale Flüssigkeitsverluste ■ mangelnde Wasserzufuhr ■ osmotische Verluste (durch hypertone Nahrung)	■ Steigerung der Wasserzufuhr ■ isotones Substrat verwenden
Hyperglykämie	■ erkrankungsbedingte Störung des Insulinstoffwechsels: z. B. Diabetes mellitus, Postaggressionsstoffwechsel, Pankreatitis, Kortikosteroidtherapie, Peritonealdialyse	■ Zufuhrrate erniedrigen und kontinuierlich ernähren ■ Wechsel zu diabetikergerechtem Substrat (ballaststoffreich) ■ Insulintherapie ■ Gabe von oralen Antidiabetika ■ Monitoring von Urin- und Blutzucker
Hypoglykämie	■ Überdosis von Insulin oder Antidiabetika ■ abruptes Fehlen von Nahrungs- bzw. Glucosezufuhr	■ Dosisanpassung ■ kurzfristige Gabe von Glucose ■ langfristig Zufuhr von komplexen Kohlenhydraten ■ Monitoring von Urin- und Blutzucker
Hypernatriämie	■ Wassermangel ■ Verlust von freiem Wasser (Diabetes insipidus) ■ selten: hohe Natriumzufuhr	■ Wasserzufuhr erhöhen ■ Natriumrestriktion ■ Monitoring der Natriumbilanz (Natriumgehalt von Medikamenten beachten!)
Hyponatriämie	■ exzessive Wasserzufuhr ■ Natriummangel ■ gastrointestinale Verluste (Diarrhoe) ■ Diuretika	■ Natriumzufuhr erhöhen ■ Monitoring der Natriumbilanz (Verluste durch enterokutane Fisteln, Diarrhoe beachten)
Hyperkaliämie	■ Freisetzung von Kalium bei Katabolie ■ Niereninsuffizienz	■ Kaliumrestriktion (kaliumarme Sondennahrung oder Verringerung der i. v.-Kaliumzufuhr) ■ Minimierung der Katabolie durch adäquate Energie- und Proteinzufuhr ■ Monitoring der Serumelektrolyte ■ Dialyse nach Indikation
Hypokaliämie	■ hoher Kaliumbedarf durch Anabolie (refeeding syndrome) ■ gastrointestinale Verluste (Diarrhoe) ■ Diuretika	■ Kaliumzufuhr erhöhen ■ Kaliumbedarf neu kalkulieren ■ Monitoring der Serumelektrolyte

Tab. 7-5 (Fortsetzung)

Komplikation	Ursache	Prävention/Therapie
Hyperphosphatämie	■ Niereninsuffizienz	■ Phosphatrestriktion
Hypophosphatämie	■ anabole Phase („Refeeding") ■ hohe Kohlenhydratzufuhr ■ phosphatbindende Diuretika ■ polyurische Phase der akuten Niereninsuffizienz	■ Absetzen phosphatbindender Medikamente ■ Phosphatzufuhr erhöhen ■ Monitoring der Serumphosphatkonzentration
Urämie	■ Niereninsuffizienz	■ Proteinrestriktion ■ Dialyse nach Indikation (keine gleichzeitige Nährstoffrestriktion)
Hypokalziämie	■ Hypalbuminämie ■ chronische Niereninsuffizienz ■ Steatorrhoe	je nach Ursache: ■ Fettrestriktion ■ Calciumsupplemente
Hypermagnesiämie	■ Niereninsuffizienz	■ Magnesiumrestriktion
Hypomagnesiämie	■ Diarrhoe ■ Malabsorption ■ Anabolie ■ medikamentenbedingte renale Magnesiumverluste	■ Magnesiumzufuhr erhöhen ■ Monitoring der Serummagnesiumkonzentration
Spurenelement- oder Mineralstoffmangel	■ Mangelernährung ■ Malabsorption ■ erhöhter Bedarf	■ Monitoring der Serumkonzentrationen (fehlende Transportproteine können zu fälschlicherweise niedrigen Ergebnissen führen) ■ Supplementierung nach Bedarf
Abnorme Leberfunktions- werte	■ erkrankungsbedingt: Infektion, Streßstoffwechsel, Krebserkrankung etc. seltener: ■ exzessive Zufuhr von Energie/Fett/ Kohlenhydraten ■ Mangel an Spurenelementen, essentiellen Fettsäuren ■ kontinuierliche enterale Ernährung	■ Behandlung der Erkrankung ■ Energierestriktion ■ Fett- und Kohlenhydratrestriktion ■ adäquate Zufuhr von essentiellen Fettsäuren/Spurenelementen ■ Wechsel zu intermittierender Ernährung

Literaturverzeichnis

1. Bowling, T.E.; Silk, D.B.: Intestinal Responses Induced by Enteral Feeding. Nutrition 1995; 11: 304–307.
2. Brinson, R.R.; Kolts, B.E.: Hypalbuminemia as an Indicator of diarrheal Incidence in critically ill Patients. Crit. Care Med. 1987; 15: 506–509.
3. Burns, P.E.; Jairath, N.: Diarrhea and the Patient Receiving Enteral Feedings: A Multifactorial Problem. Journ. WOCN 1994; 21: 257–263.
4. Davis, A.; Arrington, K.; Fields-Ryan, S.; Ortiz Pruitt, J.: Preventing Feeding-Associated Aspiration. MEDSURG Nursing 1995; 4: 111–119.
5. Eisenberg, P.G.: Causes of Diarrhea in Tube-Fed Patients: A Comprehensive Approach to Diagnosis and Management. Nutr. in Clin. Pract. 1993; 8:119–123.
6. Grote, R.; Zielmann, S.: Gastrointestinale Motilitätsstörungen bei Intensivpatienten. Anaesthesist 1995; 44: 595–609.
7. Guenter, P.A.; Settle, R.G.; Perlmutter, S.; Marino, P.L.; Desimone, G.A.; Rolanelli, R.H.: Tube-Feeding related diarrhea in acutely ill patients. JPEN 1991; 15: 277–280.
8. Haynes-Johnson, V.: Tube-feeding complication causes, prevention and therapy. Nutr. Supp. Serv. 1986; 6 (3): 17–18.
9. Heimburger, D.C.; Sockwell, D.G.; Geels, W.J:: Diarrhea with Enteral Feeding: Prospective Reappraisal of Putative Causes. Nutrition 1994; 10: 392–396.
10. Hwang, T.L.; Lue, M.C.; Nee, Y.J.; Jan, Y.Y.; Chen, M.F.: The Incidence of Diarrhea in Patients with Hypoalbuminemia Due to Acute or Chronic Malnutrition during Enteral Feeding. Am. J. Gastroent. 1994; 89: 376–378.
11. Kagawa-Busby, K.; Heitkemper, M.; Hansen, B.; Hanson, R.; Vanderburg, V.: Effect of diet temperature on tolerance of enteral feedings. Nurs. Res. 1980; 29:276–280.
12. Marcuard, S.P.; Stegall, B.S: Unclogging feeding tubes with pancreatic enzyme. JPEN 1990; 14: 198–200.
13. Mobarhan, S.; DeMeo, M.: Diarrhea Induced by Enteral Feeding. Nutr. Reviews 1995; 53: 67–70.
14. Mullan, H.; Roubenoff, R.A.; Roubenoff, R.: Risk of Pulmonary Aspiration Among Patients Receiving Enteral Nutrition Support. JPEN 1992; 16: 160–164.
15. Probst, W.: Arzneimitteltherapie bei Patienten mit Ernährungssonde. PZ Prisma 1997: 4: 31–41.
16. Silk, D.B.; Payne-James, J.J.: Complications of enteral nutrition. In: Rombeau, J.L.; Caldwell, M.D. (Hrsg.): Clinical nutrition. Enteral and tube feeding. 2nd ed. Philadelphia 1990; 510–531.
17. Solomon, S.M.; Kirby, D.F.: The refeeding syndrome: a review. JPEN 1990; 14: 90–97.
18. Taylor, S.; Goodinson-McLaren, S.: Nutritional Support: A Team Approach. London 1992.
19. Teasley-Strausburg, K.M. (Hrsg.): Nutrition Support Handbook. Cincinnati 1992.
20. Zimmaro Bliss, D.; Guenter, P.A.; Settle, R.G.: Defining and reporting diarrhea in tube-fed patients – what a mess! Am. J. Clin. Nutr. 1992; 55: 753–759.

8 Enterale Ernährung im ambulanten Bereich

Weitgehende strukturelle Veränderungen im Gesundheitswesen während der letzten Jahre brachten eine zunehmende Verlagerung von Pflegeaktivitäten in den ambulanten Bereich mit sich. Davon ist die enterale Ernährung in hohem Maße betroffen. Die häusliche Pflege von enteral ernährten Patienten ist heute möglich, wo vor einigen Jahren die oft schwerkranken Patienten ausschließlich in der Klinik betreut werden mußten. Hintergrund dieses Trends ist aus sozioökonomischer Sicht die Einsparung von Kosten. Für die Betroffenen aber bedeutet dies vor allem ein Mehr an Lebenqualität, in ihr gewohntes Umfeld zurückkehren zu können.

Die grundsätzlichen Erfordernisse und Produkte in der ambulanten Pflege von enteral ernährten Patienten sowie die möglichen Komplikationen und ihre Therapie unterscheiden sich nicht wesentlich von der stationären Pflege. Da diese Zusammenhänge Gegenstand der vorangehenden Kapitel waren, soll hier nicht näher darauf eingegangen werden. Beleuchtet werden in diesem Kapitel daher nur die Besonderheiten, die im organisatorischen und psychosozialen Bereich bei der heimenteralen Ernährung entstehen können.

8.1   Voraussetzungen für heimenterale Ernährung

Maßgeblich für die Indikation zur heimenteralen Ernährung sind folgende Faktoren:

- Die Ernährung des Patienten kann über längere Zeit oral nicht sichergestellt werden.
- Die funktionellen Beeinträchtigungen (Kau- und Schluckstörungen, Malabsorption etc.) können durch Sondenernährung bzw. eine kontinuierliche Zufuhr der Ernährung kompensiert werden.
- Die Sondenernährung kann unter Umständen zu einer Rehabilitation beitragen, in jedem Fall aber den Ernährungsstatus des Patienten erhalten, so daß potentielle Risiken gerechtfertigt sind.
- Der Patient erfährt genügend häusliche/familiäre/pflegerische Unterstützung.
- Der Patient ist medizinisch stabil genug, um eine sichere ambulante Pflege zu bewerkstelligen.

8.1.1   Psychosoziale Voraussetzungen

Neben den medizinischen Bedingungen, die für ein sicheres und effektives Management der heimenteralen Ernährung erfüllt sein müssen, existieren noch eine Reihe von psychosozialen Kriterien. Der Patient sollte diese Situation mit Hilfe seiner Umgebung bewältigen können und möglicherweise auch selbst zur Durchführung der Ernährung in der Lage sein. In eine Bewertung sollten folgende Bereiche mit einbezogen werden:

- mentaler Status (evtl. auch zukünftig zu erwartende Entwicklung)
- intellektuelle und verhaltensmäßige Fähigkeiten
- Unterstützung in und außerhalb der Familie

Diese Faktoren sollten vor allem dann vor einer Entlassung befriedigend beurteilt werden können, sofern der Patient nicht durch professionelle Pflegekräfte betreut wird. Wird der Patient von Angehörigen gepflegt, sollte auch hier die Fähigkeit zum Erlernen und zur Durchführung neuer Pflegetechniken in Betracht gezogen werden.

Der Patient und seine Familie sollten sich darüber klar werden, daß eine heimenterale Ernährung trotz aller technischen Erleichterungen auch eine psychologisch belastende Situation darstellen kann. Ein sozialer Verlust durch fehlende gemeinsame Mahlzeiten, die Nebenwirkungen der Sondenernährung selbst (wie Diarrhoe) oder die Störung des Körperschemas durch die Sonde v. a bei jungen Patienten tragen dazu bei.

Falls die enterale Ernährung weder vom Patienten noch von den Angehörigen durchgeführt wird, ist bereits vor der Entlassung der Kontakt zu der pflegenden Institution aufzunehmen, um eine lückenlose Versorgung zu gewährleisten.

8.1.2   Technische Voraussetzungen

Eine heimenterale Ernährung wird häufig über Monate oder sogar Jahre durchgeführt. Nicht selten kann ein Patient wieder an seinen Arbeitsplatz zurückkehren, am normalen Leben teilnehmen oder zur Schule gehen, wenn es sich um ein Kind handelt. Die heimenterale Ernährung erfordert deshalb einen Zugangsweg, der kosmetisch für den Patienten und seine Umgebung zu tolerieren ist und zu keiner Stigmatisierung führt. Die technische Durchführung der enteralen Ernährung muß für den Patienten komfortabel und im Einklang mit seinen Aktivitäten durchzuführen sein.

In der Regel erfüllt ein dauerhafter Zugangsweg über eine perkutane Sonde (PEG oder FKJ) diese Voraussetzungen am besten. Der spätere Austausch einer PEG durch ein Buttonsystem kann für den Patienten eine weitere Verbesserung der Akzeptanz bringen, da diese Systeme flach auf der Bauchdecke liegen.

Besteht eine Kontraindikation für das Legen einer PEG (z.B. Gerinnungsstörungen, evtl. auch Morbus Crohn), so kann der Patient bei intermittierender Ernährung die Sonde auch täglich selbst neu legen. Die Technik des Sondenlegens kann unter Anweisung einer erfahrenen Kraft auch von Kindern gelernt werden. Diese Möglichkeit verursacht durch den Verbrauch an Ernährungssonden höhere Kosten, sollte aber in Erwägung gezogen werden, wenn das ständige Tragen einer Nasensonde zu psychischer Belastung und Verlust des sozialen Lebens führt.

Ebenfalls für Situationen mit einer Kontraindikation der PEG eignet sich eine sogenannte Nasenolive. Diese Besonderheit wird seit einigen Jahren von der Fresenius AG angeboten. Der Patient trägt dabei die Nasensonde ständig, das Sondenende wird jedoch in einem Nasenloch „versteckt“. Zu diesem Zweck muß eine Abformung des betreffenden Nasenlochs gemacht werden, nach der dann eine individuelle Anfertigung der Nasenolive erfolgt. Das kleine Stück aus biokompatiblem Kunststoff paßt anschließend genau in die Nase, ist von innen hohl und dient somit als Rückhaltesystem und gleichzeitiges Versteck des Sondenendes. Diese spezielle Variante findet mit Sicherheit keine breite Anwendung, kann jedoch eine entscheidende Verbesserung für einzelne Patienten darstellen.

Abb. 8-1 (links)
Einsetzen einer
Nasenolive
Quelle: Fresenius AG,
Bad Homburg

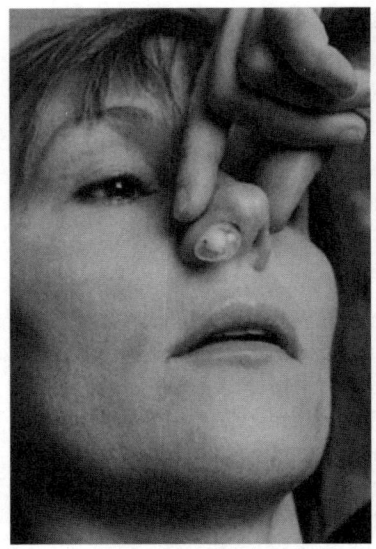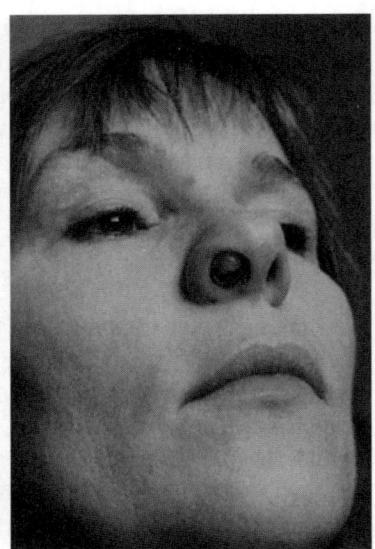

Abb. 8-2 (rechts)
„Versteckte"
Nasenolive

Neben dem richtigen Zugangsweg ist die Ausstattung mit der jeweils geeigneten Applikationstechnik eine wichtige Vorraussetzung. Ernährungspumpen für eine sichere Applikation sind hier oft das Mittel der Wahl. Die Pumpe sollte für den ambulanten Gebrauch so klein und leicht wie möglich sein, sowie eine einfache Bedienung und leichte Erlernbarkeit bieten. Zusammen mit dem Substratbehälter sollte sie bei mobilen Patienten in einer Tasche auch am Körper getragen werden können und deshalb über Akku- oder Batteriebetrieb verfügen. Wenn nötig, kann auf diese Weise auch eine heimenterale Ernährung rund um die Uhr durchgeführt werden. Eine Pumpe kann unter Umständen aber auch vom Patienten abgelehnt werden und eine kontinuierliche Ernährung nicht notwendig oder aus Mobilitätsgründen nicht gewünscht sein. Abhängig von der gastrointestinalen Toleranz des Patienten kann die Anzahl der Bolusgaben bzw. die Zufuhrgeschwindigkeit individuell festgelegt werden. Eine geringe Zahl von Boli und/oder eine rasche Zufuhrrate verringern die Zeit, die der Patient an die Ernährungssysteme gebunden ist. Hier sollten in jedem Fall die Bedürfnisse des Patienten Berücksichtigung finden.

Im Gegensatz zur heimparenteralen Ernährung sind für die enterale Ernährung keine besonderen Vorkehrungen im Hause des Patienten nötig. Es sollte lediglich eine saubere Arbeitsfläche, eine Abstellmöglichkeit für die notwendigen Produkte und evtl. ein Kühlschrank zur Aufbewahrung angebrochener Flaschen vorhanden sein.

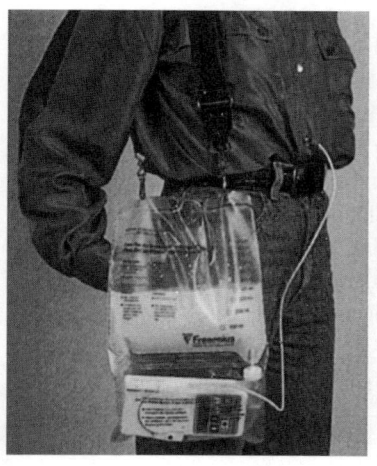

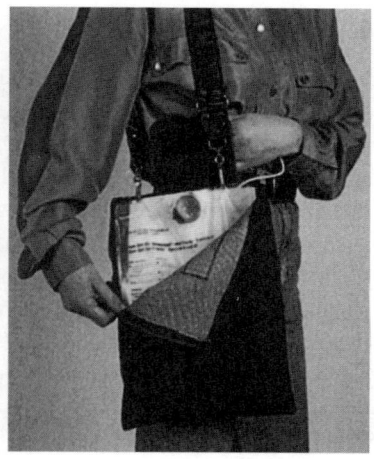

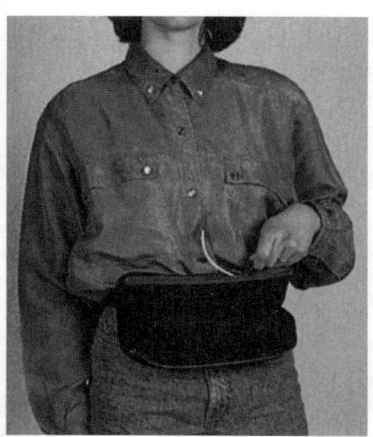

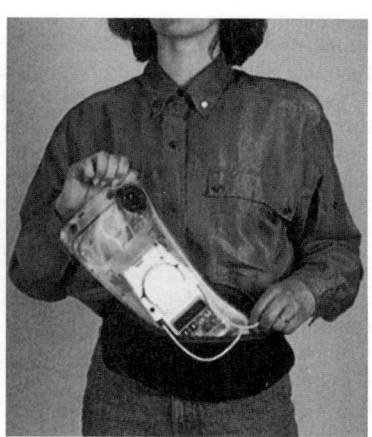

Abb. 8-3 (links)
Ambulante
Sondenernährung
Abb. 8-3 bis 8-6;
Quelle: Fresenius AG,
Bad Homburg

Abb. 8-4 (rechts)
Ambulante
Sondenernährung
mit Tasche

Abb. 8-5 (links)
Gürteltasche

Abb. 8-6 (rechts)
Beutelsystem
mit Gürteltasche

8.2 Entlassung von heimenteralen Patienten

Die Entlassung eines Patienten mit enteraler Ernährung in den häuslichen Bereich erfordert eine ausreichende Vorbereitung des Patienten/der Pflegeperson sowie eine Sicherstellung der Versorgung. Die Forcierung einer raschen und frühen Entlassung ohne rechtzeitige Vorbereitung führt möglicherweise nur zu Komplikationen und somit zu einer vermeidbaren Wiedereinweisung.

8.2.1   Patientenschulung

Eine der wichtigsten Bedingungen für den Erfolg der heimenteralen Ernährung ist ein ausreichendes Training und die Schulung des Patienten und/oder der pflegenden Angehörigen. Die Schulung sollte noch vor der Entlassung erfolgen. Bestandteile der Schulung sind zum einen fachliche Informationen über den Sinn, die Wirkungsweise und die Durchführung der enteralen Ernährung. Zum anderen beinhaltet die Schulung vor allem ein praktisches Einüben der notwendigen Handgriffe. Einen Überblick über die notwendigen Schulungsinhalte gibt die folgende Tabelle:

Tab. 8-1 Kenntnisse und Fähigkeiten in der Schulung enteral ernährter Patienten

Fähigkeiten	Schulungsinhalt	Beispiel
Kenntnisse und faktisches Wissen	■ Sinn und Zweck der enteralen Ernährung ■ grundlegende anatomische und physiologische Kenntnisse, sofern sie für das Verständnis notwendig sind ■ mögliche Komplikationen und ihre Erkennung ■ Prophylaxe und Therapie von Komplikationen ■ hygienische Vorschriften ■ Hilfe in Notfällen und bei auftretenden Problemen ■ Organisation der Bestellung und Belieferung	■ Wo liegt die Sonde (Magen/Dünndarm)? ■ Wo wird die Sondennahrung aufgenommen oder verdaut? ■ Durchfall, Aspiration, Wundinfektion ■ Oberkörperhochlagerung zur Aspirationsprophylaxe ■ langsame Zufuhr zur Vorbeugung gegen Durchfall ■ sauberes Handling und täglicher Wechsel des Systeme
Praktische Durchführung	■ Wechsel und Anschließen der Flaschen/Kontainer ■ Handling der Pumpe ■ Handling der Applikationssyteme ■ Spülen der Sonde ■ Gabe von Medikamenten ■ Pflegemaßnahmen (Verbandswechsel etc.) ■ Hygiene und Desinfektion ■ Flüssigkeitszufuhr ■ Körperpflege mit liegender (PEG)-Sonde	

8.2.2   Kostenübernahme

Für die Durchführung der heimenteralen Ernährung werden die benötigten Materialien verordnet:

■ Trink- oder Sondennahrung
■ Hilfsmittel wie Ernährungspumpe und Applikationssysteme
■ Verbands- und Desinfektionsmittel

Leistungspflicht der Krankenkassen

Die Verordnungsfähigkeit von Sondennahrung wird derzeit geregelt durch die Arzneimittelrichtlinien Nr. 17.1i in der geänderten Fassung vom 31. August 1993. Darin wird festgelegt, daß folgende Mittel nicht verordnet werden dürfen:

„Würz- und Süßstoffe, Obstsäfte, Lebensmittel im Sinne des § 1 des LMBG, Krankenkost und Diätpräparate."

Die Ausnahmen, zu denen die Sondennahrung gehört, werden ebenfalls darin bestimmt:

„Als Ausnahmen sind nur zulässig Aminosäurenmischungen und Eiweißhydrolysate bei angeborenen Enzymmangelkrankheiten, Elementardiäten (Gemische von Nahrungsgrundbausteinen, Vitaminen und Spurenelementen) bei Morbus Crohn, Kurzdarmsyndrom und stark Untergewichtigen mit Mucoviszidose, bei Patienten mit chronisch terminaler Niereninsuffizienz unter eiweißarmer Ernährung und bei Patienten mit konsumierenden Erkrankungen sowie medizinisch indizierter Sondennahrung."

Neben den ausdrücklich genannten Erkrankungen fallen die meisten Patienten mit enteraler Ernährung unter den Begriff „medizinisch indizierte Sondennahrung". Die medizinische Indikation (z. B. Schluckstörung nach apoplektischem Insult) muß deshalb bei der Verordnung der Diätetika auch ärztlich dokumentiert werden. In diesen Fällen wird die Sondennahrung von der Krankenkasse bezahlt. Die benötigten Hilfsmittel fallen ebenfalls unter die Leistungspflicht der Krankenkasse. Trinknahrung ist entsprechend der Richtlinien dann verordnungsfähig, wenn der Patient unter einer chronisch konsumierenden Erkrankung leidet. Hierzu zählen alle Krankheiten, die mit einem Abbau von Körpersubstanz einhergehen wie Tumorerkrankungen, AIDS oder anhaltend fieberhafte Erkrankungen. Eine Indikation zur enteralen Ernährung, die lediglich zur Erleichterung der Pflege dient, gilt im Sinne der Richtlinie nicht als medizinische Indikation und zählt somit nicht als Kassenleistung.

Budgetierung und Zuzahlung

Für die Verordnung von Arznei-, Verband- und Heilmittel werden von der kassenärztlichen Vereinigung gemeinsam mit den Krankenkassen Budgets als Obergrenze für die entstehenden Kosten festgelegt. Die verordneten Diätetika für die enterale Ernährung sowie die benötigten Verbands- und Desinfektionsmittel belasten das Arzneimittelbudget des Arztes. Die Behandlung von Sondenpatienten kann somit für den Arzt durch die Verursachung von höheren Kosten budgetrelevant werden. Es ist daher sinnvoll für den niedergelassenen Arzt, die Betreuung von heimenteralen Patienten (ebenso wie die Behandlung anderer chronisch kranker Patienten mit hohem Arzneimittelbedarf) als Praxisbesonderheit bei der kassenärztlichen Vereinigung zu melden. Eine solche Praxisbesonderheit kann dann bei der Budgetierung gesondert berücksichtigt werden. Eine Ausnahme bilden die Hilfsmittel, die nicht in das Budget einbezogen werden und sich daher nicht belastend auswirken. Sondennahrung, Verbands-/Desinfektionsmittel und Hilfsmittel sollten in jedem Fall auf getrennten Rezepten verordnet werden.

Im Gegensatz zu den Hilfsmitteln muß der Patient bei der Sondennahrung wie auch bei den Verbandsmitteln eine Zuzahlung pro verordneter Menge leisten. Das bedeutet beispielsweise, daß für die gleiche Nahrung in verschiedenen Geschmacksrichtungen jeweils für jede Packung der Zuzahlungsbetrag zu entrichten ist. Hilfsmittel sind zuzahlungsfrei.

8.2.3 Koordination der Entlassung und Pflege

Die Entlassung und Betreuung von heimenteralen Patienten erfordert eine Vielzahl von einzelnen Vorgängen, die koordiniert werden müssen. Dazu gehören:

- Schulung des Patienten/der Angehörigen
- Training und Qualifizierung von Pflegekräften
- Abstimmung mit dem verordnenden Arzt
- Verhandlung mit Krankenkassen (evtl. Kostenvoranschlag, Ausleihen von Hilfsmitteln wie Ernährungspumpe)
- Belieferung und Entsorgung
- Beratung und weitere Betreuung des Patienten
- Hilfestellung bei Problemen

Da diese Koordinierungsaufgaben in der Regel nicht von der entlassenden Station des Krankenhauses geleistet werden können, hat sich seit einigen Jahren die Tätigkeit von sogenannten Ernährungsschwestern bewährt. Professionelle Pflegekräfte, die mit den Einzelheiten der heimenteralen Ernährung vertraut sind, können in verschiedenen Bereichen angesiedelt sein. Neben den „klassischen" Pflegediensten und Sozialstationen können Ernährungsschwestern bei den beliefernden Apotheken und Sanitätshäusern angestellt oder nebenberuflich tätig sein. Vor allem aber bieten große Anbieter von enteralen Ernährungsprodukten qualifizierte Dienstleistung und Ausbildung in diesem Bereich an. Von den Home Care-Abteilungen der Firmen werden darüberhinaus auch Patientenbroschüren, Pflegestandards und Informationsmaterial zu speziellen Fragen (z.B. Verordnung von heimenteraler Ernährung) zur Verfügung gestellt.

Literaturverzeichnis

1. Fresenius Home Care (1996): Leistungen der Kranken- und Pflegeversicherungen bei ambulanten Ernährungs- und i. v. Therapien.
2. Howard, L.; Malone, M.; Wolf, B.M.: Home Enteral Nutrition in Adults. In: Rombeau, J.L. (Ed.): Enteral and Tube Feeding. Philadelphia London Toronto.
3. Taylor, S.; Goodinson-McLaren, S.: Nutritional Support: A Team Approach. London 1992.

9 Enterale Ernährung von Kindern

Die Fortschritte in der medizinischen Versorgung pädiatrischer Patienten machen es zunehmend möglich, Kinder mit unterschiedlichen und schwerwiegenden Problemen am Leben zu erhalten und zu behandeln. Kinder mit einem extrem niedrigen Geburtsgewicht, schweren Traumata oder Verbrennungen sowie schweren Behinderungen und chronischen Krankheiten haben heute eine wesentlich bessere Prognose als noch vor wenigen Jahren. Diese positive Entwicklung bringt allerdings auch die Notwendigkeit einer enteralen Ernährungstherapie für eine größere Zahl von Kindern mit sich, so daß die Bedeutung dieser Form der Ernährungstherapie in der Pädiatrie gewachsen ist.

Die enterale Ernährung von Kindern unterscheidet sich in vielen Bereichen nur unwesentlich von den Techniken, die bei der Ernährung von Erwachsenen Anwendung finden. Allerdings sind nicht alle Anforderungen zu übertragen. Insbesondere die metabolischen Bedürfnissen von Kindern sind keine verkleinerte Version des Erwachsenenbedarfs, sondern unterliegen anderen Anforderungen des Organismus und auch altersspezifisch sehr großen Schwankungen. Bei sehr jungen Kindern kann zusätzlich die Unreife des Gastrointestinaltrakts, des Immunsystems und der Organe für den Nährstoffbedarf und die -verwertung eine Rolle spielen (8). Dieses Kapitel behandelt daher lediglich die Besonderheiten, die bei der enteralen Ernährung von Kindern auftreten können.

9.1   Indikationen der enteralen Ernährung im Kindesalter

Die Indikationsstellung zur enteralen Ernährungstherapie im Kindesalter unterscheidet sich in ihren grundsätzlichen Überlegungen nicht von den bereits ausgeführten Erwägungen. Eine drohende oder bestehende Mangelernährung und/oder eine krankheitsbedingte Reduktion der Nahrungsaufnahme sollte die Grundlage für die Indikation zur enteralen Ernährungstherapie bilden. Ebenso wie bei Erwachsenen hat eine Mangelernährung bei Kindern weitreichende Folgen. Eine beeinträchtigte Wundheilung und Infektabwehr bedingt durch Nährstoffdefizite verschlechtern den Krankheitsverlauf und letztlich die Lebensqualität. Insbesondere ein nicht vollständig ausgereiftes und durch Krankheit geschwächtes Immunsystem läßt bei zusätzlichem Nährstoffmangel das Risiko von rezidivierenden oder chronischen Infekten ansteigen und damit die Prognose verschlechtern. Bei Kindern sind jedoch noch weitere schwerwiegende Faktoren zu beachten (8; 22):

- Anders als bei Erwachsenen drohen bei Nährstoffdefiziten im Kindesalter Wachstums- und Entwicklungsstörungen, die bei schwerem Verlauf unter Umständen nicht vollständig aufzuholen sind.
- Die metabolische Rate von Kindern ist im Vergleich zu Erwachsenen durch den Bedarf für Wachstum, Entwicklung, Organreifung und Aufrechterhaltung der Körpertemperatur wesentlich erhöht. Je nach Alter beträgt der Energie- und Nährstoffbedarf pro Kilogramm Körpergewicht bis zum vierfachen des Erwachsenenbedarfs. Eine Mangelernährung kann sich daher in kürzerer Zeit entwickeln.
- Die Energie- und Nährstoffreserven sind umso geringer, je jünger ein Kind ist. Eine ernährungstherapeutische Intervention ist daher zu einem möglichst frühen Zeitpunkt geboten.
- Insbesondere bei unreif geborenen und sehr jungen Babys wirken sich Defizite kritisch auf die spätere Entwicklung aus und können zu einem späteren Zeitpunkt nicht mehr ausgeglichen werden.

Diese Faktoren machen deutlich, daß die Ernährungstherapie für Kinder einen hohen Stellenwert einnimmt. Darüberhinaus hat eine rechtzeitige ernährungstherapeutische Intervention im Kindesalter höhere Dringlichkeit und sollte (gegebenenfalls nach Ausschöpfung anderer diätetischer Mittel) während des Krankheitsverlaufs ohne Verzögerung indiziert und keinesfalls als letztes Mittel angesehen werden.

Im Vordergrund stehen bei der enteralen Ernährungstherapie im Kindesalter außer der Aufrechterhaltung der Körperfunktionen oder Genesung vor allem folgende Ziele:

- die Verhinderung von Wachstums- und Entwicklungsverzögerungen
- die Verhinderung von spezifischen Nährstoffdefiziten/Erhaltung des Proteindepots
- Bewahrung des subjektiven Wohlbefindens

Für mobile Kinder kommt noch die Aufrechterhaltung der körperlichen Aktivität und der sozialen Kontakte hinzu.

In der Ernährungstherapie von Kindern kann zwischen einer primären krankheitsspezifischen Behandlung und supportiven Ernährungstherapie zur Behandlung der sekundär durch die Krankheit entstandenen Defizite unterschieden werden (2). Die primäre Ernährungstherapie befaßt sich mit speziellen Störungen des Stoffwechsels und einer Adaption der Nährstoffzufuhr an diese besonderen Gegebenheiten. Krankheiten, die primär eine modifizierte Ernährung notwendig machen, sind beispielsweise Phenylketonurie,

Tab. 9-1 Erkrankungen mit dem Risiko einer Mangelernährung (2)

Erkrankungen	Beispiele
Unreife bei Frühgeburtlichkeit	
Gastrointestinale Erkrankungen	■ chronisch entzündliche Darmerkrankungen ■ Kurzdarmsyndrom ■ Lebererkrankungen mit Zirrhose oder Cholestase ■ chronische Durchfälle ■ gastroösophagealer Reflux
Angeborene Stoffwechselkrankheit	■ Mukoviszidose
Angeborene Herzfehler	
Niereninsuffizienz	
Neurologische Erkrankungen	■ Zerebralparese ■ neurodegenerative Erkrankungen ■ Muskeldystrophie
Primärer oder erworbener Immundefekt	■ AIDS/HIV
Onkologische Erkrankungen	
Hypermetabolismus	■ Verbrennungen ■ schweres Trauma ■ chronische Entzündungen

Ahornsirupkrankheit, Zöliakie, hereditäre Fructoseintoleranz, Nahrungsmittelunverträglichkeiten und -allergien oder Diabetes mellitus (2). Diese Diätmodifikationen beziehen sich nicht notwendig auf die enterale Ernährung, sondern sind in die normale Ernährung möglicherweise sogar auf Lebenszeit einzubeziehen. Schwere Stoffwechselerkrankungen wie Phenylketonurie machen den Einsatz von speziellen Ernährungsprodukten und Lebensmittelzubereitungen oft unumgänglich. Die Hersteller dieser Produkte (z. B. Milupa) bieten hier eine umfangreiche Hilfestellung beim Management solcher Erkrankungen an.

Enterale Ernährung gehört in der Regel zu der supportiven Form der Ernährungstherapie, die bei Zuständen mit erhöhtem Nährstoffbedarf, hohen Nährstoffverlusten, geringer Nahrungsaufnahme und somit dem Risiko einer Mangelernährung als unterstützende oder palliative Maßnahme eingesetzt wird.

Sofern nicht durch die Unfähigkeit zur Nahrungsaufnahme (Bewußtlosigkeit, Stenosen, Behinderungen) ohnehin eine Notwendigkeit zur Sondenernährung besteht, sollte die enterale Ernährungstherapie Bestandteil eines ernährungstherapeutischen Stufenplans sein.

Stufen der Ernährungstherapie (15):
1. Normalkost/Wunschkost
2. Hochkalorische Ernährung mit normalen Lebensmitteln
3. Ergänzung mit Trinknahrungen und Supplementen
4. Enterale Ernährung per Sonde
5. Parenterale Ernährung

Liegt eine Erkrankung mit dem Risiko einer Malnutrition (Tab. 9-1) vor, so sollte zunächst eine Erfassung des Ernährungsstatus und eine genaue Ermittlung der aufgenommenen Nahrungsmenge erfolgen. Auf die Ergebnisse dieses Assessments baut eine intensive Ernährungsberatung des Kindes und der Eltern durch eine Ernährungsfachkraft (Diätassistentin oder Oecotrophologin) auf.

So kann als erste Stufe der Ernährungstherapie nach der Normalkost eine hochkalorische Ernährung durch Austausch von energiearmen Lebensmitteln, Erhöhung der Mahlzeitenfrequenz und Veränderung der Zubereitung durchgeführt werden. Als nächste Maßnahme kommt die Einführung von Nährstoffsupplementen in Form von nährstoffreichen Trink- und Ergänzungsnahrungen hinzu. Bleibt auch diese Ernährungsform wirkungslos hinsichtlich des Ernährungsstatus sowie Aufrechterhaltung von altersgerechtem Wachstum, so sollte die Indikation zur enteralen Ernährung per Sonde zügig gestellt werden. Je nach Zustand des Kindes ist als letzte Möglichkeit die parenterale Ernährung zu nennen. Gerade im Kindesalter sollte die gesamte Breite dieser therapeutischen Möglichkeiten ausgeschöpft werden und auch eine Kombination einer oder mehrerer Möglichkeiten in Erwägung gezogen werden (15). Da Kinder auf die Initiative, Verantwortung und Mithilfe ihrer Eltern angewiesen sind, sollte die gesamte Ernährungstherapie möglichst gut auf die Bedürfnisse, die psychische und soziale Situation der ganzen Familie zugeschnitten sein.

9.2 Nährstoffbedarf

Der Nährstoffbedarf von Kindern verändert sich während der gesamten Wachstums- und Entwicklungsphase. Kinder haben bezogen auf das Körpergewicht pro kg einen erhöhten Energiebedarf als Erwachsene, da bei ihnen nicht allein die Aufrechterhaltung des Organismus im Vordergrund steht. Ein beträchtlicher Teil der zugeführten Nahrungsenergie und des Proteins wird benötigt für Wachstum und Entwicklung. So benötigt ein gesunder 6 Monate alter Säugling etwa 40 % seiner Energieaufnahme für das Wachstum. Dieser Anteil verringert sich bis zum Alter von 2 Jahren auf etwa 5 % (8). Bei kleinen Kindern verursacht außerdem die Ausreifung der Organe einen erhöhten Bedarf an Nährstoffen. Nicht zu vernachlässigen ist auch die Tatsache, daß Kinder eine geringere Kapazität zur Aufrechterhaltung der Körpertemperatur haben und somit einen Teil der Nahrungsenergie unmittelbar zur Wärmegewinnung verwenden. Einerseits ist die Körperoberfläche von Kindern in der Relation zur Körpermasse sowie die Durchlässigkeit der Haut größer, andererseits sind die subkutanen Fettreserven geringer, so daß ein vermehrter Transfer von Wärme und Flüssigkeit über die Haut stattfindet.

Entsprechend höher ist auch der Bedarf an Flüssigkeit. Je jünger das Kind ist, desto mehr exogene Flüssigkeitszufuhr benötigt es. Außer der Hautverdunstung sind bei Kindern auch höherere renale Verluste von Wasser von Bedeutung. Besonders im ersten Lebensjahr verfügt die kindliche Niere noch nicht über eine ausgereifte Fähigkeit zur Konzentration des ausgeschiedenen Urins. Dieser Umstand erfordert für die enterale Ernährung von Kindern nicht allein ein sorgfältiges Monitoring der Flüssigkeitszufuhr, sondern auch Beachtung bei der Zufuhr der renalen Molenlast. Die renale Molenlast bezeichnet die Menge der löslichen Teilchen, die im Stoffwechsel anfallen und über die Niere ausgeschieden werden müssen. Pro 100 kcal liegt dieser Wert in normaler Mischkost bei 40 mosmol. Erhöhend auf die renale Molenlast wirken sich Protein (4 mosmol/g) sowie Natrium, Kalium und Chlorid (je 1 mosmol/mmol) aus. Bei einer erhöhten Zufuhr dieser Substanzen muß daher auf eine adäquate Flüssigkeitsmenge geachtet werden (23).

Tab. 9-2 Bedarf der Makronährstoffe im Vergleich (4)

Alter	Energiebedarf (kcal/kg KG/d)	Proteinbedarf (g/kg KG/d)	Fett (E %)
Unreif geborene Kinder	120	3,0	39–43
Säuglinge (bis 12 Monate)	95–112	2,2	40–50
Kleinkinder (1–2 Jahre)	102	1,2	35
Vorschulkinder (3–5 Jahre)	90	1,1	30–35
Schulkinder (6–12 Jahre)	73	1,0	30–35
Heranwachsende (13–18 Jahre)	46–53	0,8–1,0	30
Erwachsene (über 18 Jahre)	30–35	0,8	20–30

Diese Tabelle berücksichtigt den Bedarf gesunder Kinder. Bei hypermetabolen Zuständen (z. B. Verbrennungen) kann sich die benötigte Proteinmenge auf 2–3 g/kg KG/d erhöhen (8). Wie aus der Tabelle hervorgeht, benötigen Kinder eine höhere Proteinmenge pro Kilogramm Körpergewicht als Erwachsene. Da jedoch gleichzeitig die Energiezufuhr von Kindern überproportional hoch ist, macht die durch Protein zugeführte Energiemenge nur 7–10 % aus. Ebenfalls wird deutlich, daß Kinder auf einen höheren Fettanteil in der Ernährung zur Deckung ihres hohen Energiebedarfs angewiesen sind.

Der kindliche Bedarf an Mikronährstoffen wurde bereits in Kapitel 3 dargestellt. Neben einer altersgerechten Zufuhr entsprechend der Empfehlungen ist bei kleinen Kindern zu beachten, daß sie nur über eine begrenzte Speicherkapazität für Mineralstoffe und Zink verfügen. Die Versorgung mit Mikronährstoffen, die an der Immunabwehr beteiligt sind, wie Zink, Eisen, Folsäure, Vitamin A und C, sollten während Streß- und Krankheitszuständen in besonderer Weise gewährleistet sein (8).

9.3 Substrate und Sonden für Kinder

Für Säuglinge und Frühgeborene wird üblicherweise Muttermilch oder handelsübliche Säuglingsmilchnahrung (z. B. Aptamil) zur Sondenernährung verwendet (2;10). Diese Nahrungen können bei erhöhtem Energiebedarf auch noch zusätzlich mit Nährstoffen (Fett oder Kohlenhydraten) angereichert werden. In der Praxis sollte dies jedoch nur nach sehr sorgfältiger Bilanzierung durchgeführt werden, da sonst das Risiko von Fehlbilanzen besteht. Zu beachten ist hierbei außerdem, daß die Osmolarität durch niedermolekulare Bestandteile wie Glucose erhöht wird und möglichst als Kohlenhydratkomponente nur Glucosepolymere verwendet werden (1;10). Die Anreicherung mit Eiweiß ist aufgrund der Erhöhung der renalen Molenlast in der Regel nicht sinnvoll.

Für Frühgeborene stehen spezielle Formelnahrungen zur Verfügung, die dem Nährstoff- und Energiebedarf dieser Kinder angepaßt sind (z. B. Aptamil, Prematil). Bei Milcheiweißunverträglichkeit, Kurzdarmsyndrom und Resorptionsstörungen anderer Genese sollten niedermolekulare Hydrolysatnahrungen (z. B. Pregomin, Alfare) gegeben werden. Als Alternative zu den Substraten auf Kuhmilchbasis sind hochmolekulare Sojamilchahrungen (z. B. Milupa SOM, Humana SL) erhältlich. Diese Nahrungen sind bei Lactoseintoleranz oder Galaktosämie indiziert, da sie keinen Milchzucker enthalten. Bei Kuhmilchproteinintoleranz sollten sie zunächst nicht gegeben werden, da bis zu 30 % dieser Kinder ebenfalls eine Sojaproteinunverträglichkeit entwickeln (11).

9.3.1 Substrate für Kleinkinder

Für die Ernährung von älteren Kindern (> 1 Jahr) eignet sich spezielle Sondennahrung für Kinder. Zum Teil wird in der Praxis noch „normale" Sondennahrung für Erwachsene verwendet, die allerdings nur bedingt für diesen Zweck geeignet ist. So ist der Anteil des Proteins an der Gesamtenergiezufuhr in diesen Nahrungen mit 15–20 % zu hoch (10). Lediglich bei Kindern mit einem erhöhten Proteinbedarf kann dieser Umstand günstig sein. Die hohe Proteinzufuhr in Erwachsenennahrungen führt zu einer vermehrten Bildung von harnpflichtigen Substanzen. Bei Verwendung der eiweißreichen Erwachsenennahrung wird für Kinder keine ausreichende Flüssigkeitsmenge zugeführt, so daß zusätzliches Wasser unbedingt gegeben werden muß (10).

Auch der Fettgehalt der Erwachsenennahrungen entspricht mit 30 E % nicht den Empfehlungen für die Kinderernährung (35–50 E % je nach Alter). Die Dosierung der Mikronährstoffe ist in der Regel nicht altersgerecht. Der Einsatz von Kindersondennahrung scheint daher insbesondere für Kleinkinder gerechtfertigt. Für ältere Kinder spielen diese Unterschiede eine geringere Rolle, so daß mit zunehmendem Alter indikationsgerecht je nach der Zusammensetzung auch auf Substrate für Erwachsene zurückgegriffen werden kann (3).

Die derzeit erhältlichen Trink- und Sondennahrungen für Kinder unterscheiden sich im wesentlichen durch ihre Energiedichte. Bei Substraten mit geringer Energiedichte (z.B. 0,75 kcal/ml) wird eine höhere Menge Wasser zugeführt, was die Sicherheit in der Flüssigkeitszufuhr erhöht. Ist jedoch die Toleranz der Nahrungsmenge begrenzt oder besteht eine Flüssigkeitsrestriktion, so eignen sich hochkalorische Nahrungen besser. Dies gilt auch bei der Verwendung als Trinknahrung, da weniger von dem Kind getrunken werden muß.

Tab. 9-3 Substrate für Kinder > 1 Jahr

Hersteller	Name	Packungsform	Geschmacks-richtung	Energiedichte (kcal/ml)	Wassergehalt (ml/100 ml)
Fresenius	Frebini	Glasflasche (500 ml)	Sahne	1	84
Fresenius	Frebini MiniMax	Tetrabrik	Kakao Erdbeere Banane	1,5	79
Novartis	Nutrodrip junior	Glasflasche (250 ml)	Vanille Multifrucht	1,4	81
Pfrimmer-Nutricia	Bioni	Glasflasche (500 ml)	Neutral	0,75	84
Pfrimmer-Nutricia	Bioni Plus	Glasflasche (500 ml)	Neutral	0,75	88
Pfrimmer-Nutricia	Bioni Energie	Tetrabrik	Creme Erdbeere Himbeere Kakao	1,5	76

9.3.2   Ernährungssonden für Kinder

Transnasale Sonden sind für Kinder kürzer und dünner und werden von verschiedenen Herstellern in unterschiedlichen Größen angeboten. Als Material für die Langzeiternährung finden (wie bei den Erwachsenensonden) Polyurethan und Silikonkautschuk Verwendung. Die Eigenschaften dieser Sonden sind bereits in Kapitel 5.1.2 ausführlich beschrieben. Besonders weiche Sonden sind für Kinder angenehmer, bringen aber auch eine leicht erhöhte Gefahr der Dislokation. So kann die Sonde beispielsweise von Mucoviszidosekindern leicht hochgehustet oder -gewürgt werden, so daß eine etwas festere Sonde vorteilhaft sein kann. Kinder tolerieren Nasensonden oft über eine sehr lange Zeit, so daß nicht in jedem Fall für die Langzeiternährung eine PEG indiziert sein muß. Für Kinder bietet sich möglicherweise die Anfertigung einer Nasenolive (S. 130) an, mit deren Hilfe die Sonde im Nasenvorhof unsichtbar versteckt werden kann. Die Nasenatmung wird hierdurch nur geringfügig beeinträchtigt.

Häufige Probleme mit dislozierten Sonden durch Husten, Herausziehen der Sonde bei agitierten behinderten Kindern, Reizungen im Nasen-Rachen-Raum, Würgereiz und vor allem psychosoziale Probleme durch die kosmetische Beeinträchtigung einer Nasensonde stellen bei einer Langzeiternährung eine Notwendigkeit zur Anlage einer PEG dar.

Für die Ernährung über perkutane Sonden können die gleichen PEG-Systeme gelegt werden wie für Erwachsene. Lediglich bei sehr kleinen Säuglingen kann der Durchzug der inneren Halteplatte durch den Ösophagus erschwert sein. Spezielle Systeme für Kinder werden derzeit allerdings nicht angeboten. Die endoskopische Anlage der PEG erfolgt in Vollnarkose (je nach Indikation bei kleinen Patienten oder Kindern mit neurologischen Erkrankungen und Behinderungen) oder bei größeren Kindern in Sedierung (10). Nach vollständiger Ausbildung des Punktionskanals kann die Ersetzung der PEG durch ein flacheres Buttonsystem erwogen werden, das eine bessere Akzeptanz hinsichtlich der äußeren Sichtbarkeit verspricht (9).

Literaturverzeichnis

1. Ballauf, A.: Besonderheiten der enteralen Ernährung von Kindern und Jugendlichen. Medizin und Ernährung 1995; 4: 63–68.
2. Ballauff, A.; Koletzko, S.: Enterale Ernährungstherapie bei Kindern. Ern.-Umschau 1994; 41: 16–19.
3. Chada, C.; Kersting, M.; Ness, B.; Schöch, G.: Nährstoffzufuhr mit bilanzierten Diäten für Kinder und Jugendliche im Vergleich mit lebensmittelrechtlichen und ernährungsphysiologischen Kriterien. Akt. Ern-Med. 1993; 18: 155–169.
4. Deutsche Gesellschaft für Ernährung (Hrsg.): Empfehlungen für die Nährstoffzufuhr. 5. Überarbeitung 1991. Frankfurt/M. 1991.
5. Gauderer, M.W.L.: Percutaneous Endoscopic Gastrostomy: A 10-Year Experience with 220 Children. J. Pediatr. Surg. 1991; 26: 288–294.
6. Giovannini, M.; Agostoni, C.; Salari, P.C.: Is Carnitine Essential in Children? J. Internat. Med. Research 1991; 19: 88–102.
7. Haas-Beckert, B.; Heyman, M.B.: Comparison of Two Skin-Level Gastrostomy Feeding Tubes for Infants and Children. Pediatr. Nurs. 1993; 19: 351–354.
8. Huddleston, K.C.; Ferraro-McDuffie, A.; Wolff-Small, T.: Nutritional support of the critically ill child. Crit. Care Nurs. 1993; 5: 65–78.
9. Huddleston, K.C.; Palmer, K.L.: A Button for Gastrostomy Feedings. MCN 1990; 15: 315–319.
10. Koletzko, B.(Hrsg.): Ernährung chronisch kranker Kinder und Jugendlicher. Berlin Heidelberg New York 1993.
11. Koletzko, B.; Schmidt, E.: Nutritional and dietetic aspects of food allergy and food intolerance in childhood. In: Somogyi, J.C.; Müller, H.R.; Ockhuizen, T. (Hrsg.): Food allergy and food intolerance. Basel 1991.
12. Koletzko, S.; Koletzko, B.; Reinhardt, D.: Aktuelle Aspekte der Ernährungstherapie bei zystischer Fibrose. Monatsschr. Kinderheilkd. 1994; 142: 432–445.
13. Mauer, A.M.; Burgess, J.B.; Donaldson, S.S.; Rickard, K.A.; Stallings, V.A.; van Eys, J.; Winick, M.: Special Nutritional Needs of Children with Malignancies: A Review. JPEN 1990; 14: 315–324.
14. Moore, M.C.; Greene, H.L.; Donald, W.D.; Dunn, G.D.: Enteral-tube feeding as adjunct therapy in malnourished patients with cystic fibrosis: a clinical study and Literaturverzeichnise review. Am. J. Clin. Nutr. 1986; 44: 33–41.
15. Prodöhl, B.; Haag, E.; Schroten, H.: Ernährungsintervention bei Kindern mit HIV–Infektionen und AIDS. Akt. Ern. – Med. 1996; 21: 179–183.

16. Ramsey, B.W.; Farrell, P.M.; Pencharz, P.; Nutritional assesssment and management in cystic fibrosis: a consensus report. Am. J. Clin. Nutr. 1992; 55: 108–116.

17. Schubert, R.; Menges B.: Schwerst mehrfach behinderte Patientin mit 14,8 kg Ausgangsgewicht mit PEG erfolgreich ernährt. Jatros Päd 1997; 13 (4): 21–24.

18. Steinkamp, G.: Rodeck, B.; Seidenberg, J.; Rühl, I.; von der Hardt, H.: Stabilisierung der Lungenfunktion bei zystischer Fibrose durch Langzeitsondenernährung über eine perkutane endoskopische Gastrostomie. Pneumologie 1990; 44: 1151–1153.

19. Steinkamp, G.; Müller, M.J.: Malnutrition und Ernährung bei Patienten mit zystischer Fibrose. Med. Klinik 1995; 90: 40–44.

20. Steinkamp, G.; von der Hardt, H.: Improvement of nutritional status and lung function after long-term nocturnal gastrostomy feedings in cystic fibrosis. J. Pediatr. 1994; 124: 244–249.

21. Sturman, J.A.: Taurine in Development. Am. Institute of Nutrition 1988; 118: 1169–1176.

22. Taylor, S.; Goodinson-McLaren, S.: Nutritional Support: A Team Approach. London 1992.

24. Ziegler, E.E.; Fomon, S.J.: Fluid intake, renal solute load, and water balance in infancy. J. Pediatr. 1971; 78: 561–568.

Anhang

Informationsmaterial, Produktinformationen und teilweise auch Lehrvideos können bei den Herstellern von enteralen Ernährungsprodukten angefordert werden. Folgende Firmen sind derzeit auf dem deutschem Markt vertreten:

Abbott GmbH
Max-Planck-Ring 2
65205 Wiesbaden
Tel. 0 61 22/58–2286

B. Braun Petzold GmbH
Schwarzenberger Weg 73–79
34212 Melsungen
Tel. 0 56 61/71–0
Fax 0 56 61/71 37 70

Fresenius AG
61343 Bad Homburg v.d.H.
Tel. 0 61 71/60–0

Nestlé Clinical Nutrition
Hertzstraße 10
69469 Weinheim
Tel. 0 62 01/99 39–0
Fax 0 62 01/99 39–49

Novartis Nutrition GmbH
Wasastraße 10
29229 Celle
Tel. 0 51 41/96 06 31
Fax 0 51 41/96 08 62

Pfrimmer-Nutricia GmbH & Co. KG
Am Weichselgarten 23
91058 Erlangen-Tennenlohe
Tel. 0 91 31/77 82–0
Fax 0 91 31/77 82–10

Sachwortverzeichnis